青少年近视防控模式研究

李迎红　廖小华　著

吉林出版集团股份有限公司

图书在版编目（CIP）数据

青少年近视防控模式研究 / 李迎红，廖小华著.
长春：吉林出版集团股份有限公司，2024.8. — ISBN
978-7-5731-5823-9

Ⅰ. R778.1

中国国家版本馆CIP数据核字第20249HH683号

青少年近视防控模式研究

QINGSHAONIAN JINSHI FANGKONG MOSHI YANJIU

著　　者	李迎红　　廖小华
责任编辑	赵利娟
封面设计	牧野春晖
开　　本	710 mm×1000 mm　　1/16
字　　数	192 千
印　　张	11.5
版　　次	2025 年 1 月第 1 版
印　　次	2025 年 1 月第 1 次印刷
出版发行	吉林出版集团股份有限公司
电　　话	总编办：010-63109269
	发行部：010-63109269
印　　刷	三河市悦鑫印务有限公司

ISBN 978-7-5731-5823-9　　　　　　　　　　　定价：79.00 元

前言 PREFACE

在全球范围内，近视已成为青少年最常见的视力问题之一，其发病率的不断攀升引起了社会各界的广泛关注。青少年时期是视力发展的关键阶段，近视的发生不仅影响个体的学习和生活，还可能增加成年后患上其他眼科疾病的风险。因此，探讨有效的青少年近视防控模式，对于保护青少年视力健康、降低社会医疗负担具有重要的现实意义和深远的社会价值。

本书从眼科学的基础出发，深入探讨了近视的发病机制、分类和检查方法，为近视防控提供了科学依据。书中详细介绍了近视防控的实施细则、防控系统和模式，以及国内外在青少年近视防控方面的研究进展和常用方法，指出了近视防控过程中的常见误区，为制定科学的防控策略提供了指导。

本书特别强调体育活动在青少年近视防控中的重要作用，分析了体育干预的相关概念和对策，并提出了健康中国爱眼护眼行动的具体措施。同时，书中还探讨了基于"互联网＋"的青少年视力监测管理平台的构建，以及青少年潜在行为、环境发展与近视之间的关系，为近视防控提供了新的视角和技术支持。

在近视非手术治疗方面，本书全面介绍了常用药物和物理疗法等治疗方法，为临床医生和患者提供了多样化的治疗选择。对于高度近视，书中不仅概述了高度近视的相关问题，还详细介绍了屈光性手术治疗和合并白内障的手术治疗方法，为高度近视患者提供了全面的治疗指导。

在本书的编写过程中，我们力求内容的科学性、系统性和实用性，希望能够为眼科医生、视光师、教育工作者、家长及青少年提供全面、深入的近视防控知识。然而，由于近视防控是一个涉及多因素、多学科、多层面的复杂问题，加之编写时间和作者水平有限，书中可能存在不足之处。我们衷心希望广大读者和同行专家提出宝贵的意见和建议，以便我们不断改进和完善。

李迎红

2024 年 6 月

目录 CONTENTS

第一章

眼科学基础

第一节　眼的解剖和生理功能

一、眼球

眼球是感受光刺激的部位，近似于球形。组成眼球的组织分为眼球壁和眼球内容物。在眼球壁的最前方是角膜，表面中点称为眼球前极；与前极相对应的后部巩膜后表面的中心点称为后极。眼球表面连接前后极间的弧线称为子午线；各子午线中点所连成的弧线称为眼球的赤道。眼球的前后直径平均为 24 毫米，水平横径（宽度）为 23.5 毫米，垂直直径（高度）为 23 毫米。眼球周围由骨性组织形成的空间称为眼眶，眼球位于眼眶前部，其后部和周围均有脂肪组织，眼球壁通过眶筋膜与眶壁相连。眼球的这种位置可以维持其相对稳定，以减轻身体震动对眼球的影响，并能保证眼球运动时不受限制。

（一）眼球壁

眼球壁分为三层。最外层主要由纤维结缔组织组成，称为纤维膜。内层主要由神经组成，称为视网膜。内外两层之间的组织结构因含有大量血管组织，质地疏松，称为葡萄膜。

纤维膜主要由纤维组织构成，是眼球壁的外层。前面为角膜，以子午线弧长计算，角膜弧长约占子午线周长的 1/6，后面 5/6 为巩膜。二者的移行部位称为角巩膜缘。

1. 角膜

角膜完全透明，此处的眼球壁仅此一层。我国成年男性角膜水平直径平均值为 11.04 毫米，女性为 10.05 毫米；垂直直径男性平均值为 10.13 毫米，女性为 10.08 毫米。3 岁以上儿童的角膜直径已接近成人。角膜前表面曲率半径水平方向为 7.8 毫米，垂直方向为 7.7 毫米；内表面曲率半径为 6.8 毫米。角膜中央部厚度平均为 0.5 毫米，周边部约为 1 毫米。角膜表面面积为 1.3 平方厘米，占眼球表面总面积的 1/14。

角膜从前向后分为五层，依次为上皮细胞层、前弹力层、基质层、后弹力层和内皮细胞层。

2. 巩膜

巩膜占纤维膜的后 5/6，质地坚韧不透明，呈瓷白色，由致密相互交错的纤维组成。巩膜的外表面包裹有眼球筋膜，前面的眼球筋膜表面又覆盖着球结膜，三层结构在角膜缘处与角膜相接。巩膜内面为脉络膜上腔，内有色素细胞分布，故呈棕色。儿童的巩膜较薄，在白色的背景上透见葡萄膜的颜色而略显蓝色。随着年龄的增长和巩膜组织中脂质的增加，老年人的巩膜略呈黄色。巩膜不同部位的厚度有所不同，后极部厚 1 毫米，赤道部 0.4 ～ 0.6 毫米；四条直肌附着处最薄，约 0.3 毫米。从附着处向前其厚度增至 0.6 毫米，接近角膜缘增厚至 0.8 毫米。眼球后极部鼻侧巩膜形成一个后孔，又称巩膜管，为视神经从球内向球外的出口。巩膜后孔为漏斗状，内口直径 1.5 ～ 2.0 毫米，外口直径 3 ～ 3.5 毫米。内口边缘的巩膜向视神经方向突出，紧贴视神经。巩膜后孔处的巩膜组织的外 2/3 部分沿着视神经向后与视神经硬脑膜鞘相连接；内 1/3 部分向孔的中央延伸，形成筛孔状薄板，称为巩膜筛板，筛状孔中有视神经纤维穿过。筛板是眼球纤维层最薄弱的部分，当眼压升高时，筛板向外退陷，是视盘上形成病理性凹陷的主要解剖因素。眼球前部巩膜组织在角巩膜缘与角膜组织连接，不规则的巩膜纤维延伸到角膜周边的基质层。由于上下方巩膜纤维进入角膜组织较水平方向略多，其前的角膜表现为上下径略小于水平径。角膜与巩膜交界处巩膜表面略有下陷，形如沟状，称为外巩膜沟；与其相应的巩膜内侧面有内巩膜沟。内沟后唇向前突起的部分称为巩膜突，为睫状肌的附着点。在内巩膜沟的基底部有 Schlemm 管（巩膜静脉窦），其内侧为前房角的小梁网结构。巩膜组织内血管组织很少，但有许多血管和神经穿过，包括从眼球后部视神经周围进入巩膜的睫状后长动脉和睫状后短动脉以及睫状神经。睫状后短动脉和睫状短神经一部分垂直穿入，另一部分斜行穿入；睫状后长动脉和睫状长神经斜行穿入巩膜后，从后向前在巩膜内形成小管，管中血管与神经之间有纤维组织分隔。在眼球赤道部之后 4 ～ 6 毫米处的巩膜中，有 4 ～ 6 条涡状静脉穿出眼球。上直肌两侧和下直肌两侧的涡状静脉向后斜行穿出眼球，在巩膜内形成 3 ～ 4 毫米的小管。角膜缘后 2 ～ 4 毫米处的巩膜内有睫状前动脉和静脉穿过。巩膜组织从外往里分为三层，分别为巩膜上层、巩膜实质层和巩膜棕黑层。

3. 前房角

前房角是由角巩膜缘的前壁与虹膜之间形成的夹角。前房角的前壁是角膜内皮与巩膜的交界处，后壁是虹膜，前后壁的交界处是睫状体的底部，这些共同形成了前房角的顶部。这种结构并非几何学上的角，实际上是一个成角形的隐窝，因此也称为房角隐窝。

前房角是房水排出的主要途径，其结构包括小梁网、Schlemm 管、虹膜突和巩膜突等。

（1）小梁网。小梁网位于前房角内表面的内巩膜沟中，子午线切面呈三角形。三角形的尖端向前与角膜后弹力层纤维接近，基底部向后与巩膜突相接。根据形态，小梁网通常分为角巩膜部分及葡萄膜部分，前者占小梁网的大部，后者为一层疏松的网，覆盖于角巩膜小梁网的内表面。

角巩膜小梁网起始于角膜后弹力层的终端及深部角膜的实质层，向后延伸至巩膜、巩膜突和睫状体，终止于巩膜突。有些小梁组织纤维穿过巩膜突，与睫状体的基质及睫状肌的纵行纤维相连接。角巩膜小梁网由扁平的小梁薄片组成。薄片上的小孔洞在相同和不同层次上相互连接，薄片之间存在小梁内间隙，薄片上的孔洞与邻近的小梁内间隙相通。层层小梁网重叠排列，薄片上的孔洞错综沟通，房水从前房通过沟通小梁内间隙的孔洞流入 Schlemm 管。小梁薄片厚薄不均，孔洞大小不等，直径为 12 ～ 20 微米，从内向外逐渐变小。小梁薄片网架的中央部分为结缔组织，表面覆盖着一层内皮细胞，形成小梁内间隙。在电子显微镜下可见核心部的结缔组织由许多胶原原纤维组成，内皮细胞附近分布有稀疏的基质。内皮细胞呈子午线方向排列，长

40 微米，厚 4 ～ 5 微米。细胞之间的连接处可见皱褶。细胞质中分布有大量的核糖体、微丝和吞饮泡，吞饮泡开口于小梁内间隙及小梁薄片的胶原结缔组织中。核周细胞质中分布有较多的粗面内质网、高尔基体和线粒体，细胞核位于薄片的边缘，核质中分布有中等量的致密染色质或异染色质。内皮细胞一方面作为小梁内间隙的上皮直接与房水接触，另一方面还具有合成小梁薄片内胶原原纤维及基质的功能。

葡萄膜小梁网是由起始于睫状体并向前延伸的小带状网状组织构成的，位于角巩膜小梁网的内侧；起始于睫状体的小带向前延伸，附着于 Schwalbe 环附近。小带之间的分支相互连接，并与外侧的角巩膜小梁网相连。葡萄膜小梁网 2 ～ 3 层组成。覆盖在葡萄膜小梁带上的内皮细胞中含有色素颗粒，随着年龄的增长，色素颗粒增多，其结构与角巩膜小梁薄片表面的内皮细胞基本相同。

（2）Schlemm 管。Schlemm 管是围绕前房角的环形管状腔隙，位于内巩膜沟的基底部。管的外侧壁紧贴角巩膜缘的实质层，内侧壁和前方与角巩膜小梁网的外缘和前缘相邻，后界为深层巩膜组织。环形管腔的内径 350 ～ 500 微米。Schlemm 管具有多个分支，有时分开有时汇合，如同河流交汇。管腔内向内来自小梁网的房水，向外流向房水静脉，是房水排出通道中的重要组成部分。Schlemm 管管壁厚度为 5 ～ 10 微米，内有一层内皮细胞，周围包绕着主要由纤维细胞和胶原纤维组成的结缔组织外膜。

纤维细胞的细胞质内包含许多排列成行的粗面内质网、发育良好的高尔基体以及线粒体。纤维细胞附近有微细的颗粒状物质，为纤维细胞的分泌产物，可能是原胶原蛋白，进一步可聚合为成熟的胶原纤维。Schlemm 管外壁中的胶原纤维与角膜基质层类似，其横切面直径约为 30 纳米。

Schlemm 管的管腔覆盖着一层内皮细胞，管腔表面光滑。内皮细胞的基底膜与其他组织内皮细胞的基底膜不同，表现为基底膜界限不清晰，厚薄不一致，时续时断，并有不规则的间隙将其与内皮细胞分开。内皮细胞之间是紧密连接的，近管腔的表面为闭合小带连接。内皮细胞的胞质中含有微丝及游离核糖体，线粒体很小，偶尔可见高尔基体及粗面内质网。内皮细胞内有空泡，空泡表面为单层细胞质膜。这种空泡的生理功能及在房水流出中的作用尚不清楚。Schlemm 管的外侧壁有 25 ～ 35 条供房水排出的管道，称为外集合管。房水通过外集合管排出，直接注入巩膜深层静脉丛，然后流入上巩膜静脉丛，最终进入睫状前静脉。有些外集合管没有与巩膜静脉丛连接，而是直接穿过巩膜到其表面，这些管道内流动的是房水，因此被称为房水静脉，它们将房水直接排入睫状前静脉。外集合管彼此连接，并与巩膜深层静脉丛相连。外集合管的组织结构与 Schlemm 管相似，管内有内皮细胞，周围有结缔组织。连接 Schlemm 管与小梁网的管道称为内集合管，也称为 Sondermann 管。内集合管起始于 Schlemm 管的后壁并向小梁网伸延，止于小梁网。内集合管的结构与 Schlemm 管相似，管腔覆盖内皮细胞，其周围包绕结缔组织的壁。

（3）虹膜突。虹膜突是指由虹膜表面突起，跨越前房角，终止于巩膜突部位和小梁表面的组织。由于其起源于虹膜，因此被称为虹膜突。其形态如细条，状似梳齿，因此又称为梳状纤维或梳状韧带。人类的梳状纤维在出生时已基本消失，成人通过眼前房角镜检查可见少量梳状韧带的残余。虹膜突的组织结构与其起始部的前虹膜基质相同，包含色素细胞、纤维细胞及胶原纤维。虹膜突表面覆盖的纤维细胞是虹膜前表面纤维细胞的延续。

（4）巩膜突。巩膜突是巩膜最前方向眼内突出的部分，由巩膜纤维组成，位于 Schlemm 管后端，构成内巩膜沟的凹面，是小梁网后界的标志。角巩膜小梁网附着在巩膜突上，睫状肌的纵行纤维也附着在巩膜突上。因此，睫状肌的活动可以通过巩膜突影响小梁网的功能，从而改变房水的排出状态。组成巩膜突的胶原纤维与角巩膜小梁的胶原纤维相连。

（5）Schwalbe 环。Schwalbe 环位于角膜后弹力层终端的外侧，是小梁网的最前端，因此又称为前界环。主要由环形排列的胶原纤维构成。Schwalbe 环是前房角镜检查的重要标志之一。

（6）前房角的神经分布包括感觉神经、交感神经和副交感神经的纤维，这些纤维来自巩膜突附近的睫状神经丛及睫状体上腔神经丛。从这些神经丛发出的轴突向前向外延伸，其分支进入小梁网，分布于小梁网的各个部分，尤其在巩膜突部位更丰富。小梁网内的神经纤维多为无髓鞘，而巩膜突部位的神经纤维有髓鞘。进入小梁网的神经纤维穿入小梁，进入小梁薄片的胶原核心。神经纤维的末端多为丛状板，偶尔也可见末端微丝膨大。神经纤维包含神经微丝、微管及线粒体，在轴突末端可见突触泡。

（二）葡萄膜

葡萄膜位于巩膜与视网膜之间，是眼球壁的重要组成部分。葡萄膜组织中含有许多色素，曾被称为色素膜。由于其具有丰富的血管，也被称为血管膜。丰富的血管及大量色素使其呈现棕黑色外观，形似紫色葡萄，故称葡萄膜。

1. 虹膜

虹膜是葡萄膜的最前部，位于晶状体前方，为一圆盘形膜，中央有圆孔，称为瞳孔。虹膜基质内环形排列的平滑肌称为瞳孔括约肌，由副交感神经支配，可使瞳孔收缩。虹膜基质层后方放射状排列的平滑肌纤维称为瞳孔开大肌，由交感神经支配，可使瞳孔扩大。虹膜根部较薄，附着于睫状体中央，眼挫伤时易发生根部断裂。虹膜前面距瞳孔缘约 1.5 毫米处，有一隆起的环状条纹，即虹膜小环，或称为虹膜卷缩轮，是虹膜最厚的部分。虹膜的小环外部分为睫状区虹膜，内部分为瞳孔区虹膜。虹膜小环附近的穴状凹陷称为虹膜小窝，凹陷处房水可以直接与虹膜基质中的血管接触。瞳孔缘的虹膜依附于晶状体前方并受其支持，当晶状体脱位或无晶状体时，虹膜因失去支持而产生震颤。虹膜的颜色因基质中所含色素的不同而各异，白种人色素较少，虹膜呈浅黄色或浅蓝色；有色人种的虹膜中色素较多，呈棕褐色。瞳孔缘可有花边状黑色环，为虹膜后面色素上皮的前缘。虹膜的组织结构由前向后依次分为前表面层、基质与瞳孔括约肌层、前上皮与瞳孔开大肌和后色素上皮层。前表面层为一层纤维细胞所覆盖。电子显微镜观察证实前表面层由纤维细胞及色素细胞组成。从虹膜根部至瞳孔缘，纤维细胞形成连续的单细胞层覆盖于虹膜表面。这些纤维细胞向各个方向发出的分支相互连接形成网状。连接处存在约 20 纳米的细胞间隙。有些纤维细胞的胞质中含有基础小体，并具有纤毛，突向前房。虹膜周边部的纤维细胞与睫状体表面及虹膜突或梳状韧带的纤维细胞相连。瞳孔缘的纤维细胞与色素上皮相连接。纤维细胞下的色素细胞发出许多分支，并与纤维细胞的突起相连，这些连接没有特殊的结构。这些纤维细胞具有常见的细胞器。

虹膜基质由胶原结缔组织构成，其形成框架网状结构，排列疏松，并含有黏多糖基质，内部有许多毛细血管。这种网状组织结构支撑着前表面层、瞳孔括约肌和瞳孔开大肌。虹膜根部的框架网与睫状体的结缔组织相连续。瞳孔扩张时，虹膜基质向周边移动而折叠；瞳孔收缩时，基质向中心移动而展平。虹膜基质中的细胞包括纤维细胞、色素细胞、块状细胞、肥大细胞、巨噬细胞及淋巴细胞，其中纤维细胞与色素细胞为基质中的主要细胞。虹膜基质中的胶原纤维形成粗细不等的纤维束，这些纤维束相互交叉形成大小不等的网眼。在血管、神经及括约肌周围，胶原纤维最为丰富。

色素细胞的分支长达 100 微米以上，与相邻色素细胞及纤维细胞的分支构成丛，排列在血管外膜周围。细胞质中有不同发育阶段的色素颗粒，色素颗粒呈圆形或椭圆形。细胞质中有中等量的线粒体，并有滑面及粗面内质网以及游离核糖体。细胞核为圆形，并可看到核仁。块状细胞主要分布于虹膜瞳孔区，特别是瞳孔括约肌的周围。主要见于老年人，青年人罕见。块状细胞为大的圆形细胞，直径约 100 微米，细胞质内满布包涵体颗粒，致使细胞核被遮挡而看不清楚。电子显微镜下可见包涵体颗粒被质膜所包绕，其内主要含有色素颗粒。这些色素颗粒为残余体或次级溶酶体。此外，还包含有类脂滴及颗粒基质。后虹膜基质中块状细胞内的色素颗粒较大，其形状、大小与后虹膜色素上皮中的色素颗粒相似。前虹膜基质内的色素颗粒较小，类似虹膜基质中色素细胞内的色素颗粒。块状细胞可能是吞噬大量色素颗粒的变形巨噬细胞。实际上，巨噬细胞与块状细胞的差异仅在于形态与大小。巨噬细胞较小且较长，其残余体除包含色素颗粒外，可能还有其他物质。虹膜基质中肥大细胞较多见，呈圆形，其细胞突起伸向基质。肥大细胞有两种：一种类似结膜中的肥大细胞，细胞质内有许多颗粒，颗粒为质膜所包绕，这类肥大细胞的组织学特征是颗粒内呈板层状结构，板层状结构是由单一的质膜绕成的卷轴，卷轴核心含有电子致密物质；另一种肥大细胞，细胞质中的颗粒体积相当大，颗粒内为无结构的电子致密物所填充。这两种类型的肥大细胞可能代表颗粒发育的不同阶段，或者是细胞的不同活动时期。

瞳孔括约肌位于虹膜瞳孔区的基质层。在瞳孔缘，胶原纤维将括约肌边缘与色素上皮连接起来，括约肌的后面与结缔组织的致密层相连接，这些结缔组织与瞳孔开大肌相延续。括约肌细胞呈纺锤形，方向与瞳孔缘平行。肌肉细胞束被致密的胶原纤维层所包裹，胶原纤维层内有小动脉、毛细血管、色素细胞、感觉神经及运动神经。在电子显微镜下可见，肌细胞束由 5～8 个肌细胞组成。细胞与细胞之间有紧密连接的狭窄的细胞间隙。支配肌细胞的神经末梢并不进入肌群内，而是分布于肌群的周围。肌群中的一个细胞受到神经刺激后，通过紧密连接可以将信息传递至另一个细胞。因此，每一个肌群是同时执行功能活动的单位。细胞核位于纺锤形肌细胞的中央。细胞质中主要由肌原纤维填充，也可以看到常见的细胞器，如高尔基体、线粒体、粗面内质网及多聚核糖体等。沿着细胞膜内侧分布有较多的吞饮泡。括约肌细胞与其他平滑肌一样具有基底膜，基底膜与肌束间的胶原纤维相连接。

虹膜血管来自虹膜动脉大环，血管呈螺旋形弯曲，以适应瞳孔收缩及扩张时虹膜的伸展与回缩需求。虹膜基质中的血管主要由小动脉、小静脉和毛细血管组成。小静脉壁薄，仅有一层内皮，周围环绕着一层薄的胶原纤维。小动脉的内层由内皮细胞覆盖，中层有不连续的肌肉层；外层较厚，由胶原纤维组成，并含有纤维细胞。毛细血管由一层无孔的内皮细胞构成；内皮细胞具有较厚的基底膜。

虹膜基质内有交感神经、副交感神经及感觉神经的纤维。神经纤维沿着大血管形成小丛。在前表面层、基质及肌肉中分布有神经丝，而后上皮层没有神经纤维。这些神经纤维大多数没有髓鞘，但有 Schwann（雪旺）细胞。

虹膜有两层上皮，即前上皮质与后色素上皮质。前上皮质即为瞳孔开大肌层。虹膜的前上皮由细胞顶部与细胞基底部两部分组成。基底部的细胞质内含有丰富的肌纤维及中等量的线粒体。舌状的肌肉突起相互重叠，形成 3～5 层。瞳孔开大肌细胞之间可见紧密连接。围绕肌肉突起可见基底膜。具有 Schwann 细胞的无髓鞘神经负责刺激开大肌的神经。暴露的神经轴突与前上皮相距约 20 纳米，也为刺激肌肉的神经。细胞顶部的细胞质内含有细胞器、色素颗粒、细胞核及束状的张力微丝。前上皮顶部的表面与后上皮顶部的表面通过桥粒及紧密连接将两者连接起来，在某些部位，两种上皮细胞之间存在分离腔隙，腔隙内有微绒毛填充，偶尔也可见纤毛。后色素上皮细胞的侧壁呈交错对插，细胞的基底面有内褶，并可见典型的基底膜。色素上皮细胞的顶部及侧壁有许多紧密连接及桥粒，细胞质内含有许多色素颗粒、粗面内质网、核糖体和线粒体，也可见高尔基体。虹膜前上皮质厚约 12.5 纳米。前上皮质的每个细胞由两部分组成：细胞顶部，又称上皮部；细胞基底部，又称肌肉部。上皮细胞两部分的形态结构截然不同。前上皮的肌肉部由细胞顶部发出的舌状突起构成，这些突起进入基质层，组成 3～5 层的瞳孔开大肌。瞳孔开大肌从虹膜根部呈放射状向瞳孔方向延伸，终止于瞳孔括约肌中部的后面，此处开大肌的终末端与括约肌融合，形成突状结构。从开大肌的终末端到瞳孔缘，上皮细胞的肌肉部分消失，仅保留上皮部分，细胞变为立方形。瞳孔开大肌向周边延伸，止于虹膜根部，此处上皮细胞的肌肉部分消失，并向后延续到睫状突，成为睫状突的色素细胞层。前上皮的顶部与后上皮的顶部相连接。前上皮的顶部包含扁平的细胞核、细胞器及色素颗粒。在电子显微镜下看，与其他平滑肌一样，瞳孔开大肌细胞也具有基底膜，但在细胞的顶部基底膜消失。前上皮肌肉部分的细胞质内含有肌原纤维，并有一定数量的线粒体，肌原纤维的直径为 30 纳米。细胞质中分布有致密体，细胞膜的致密体使细胞膜增厚的部位称为半桥粒。吞饮泡不多见，色素颗粒更少见。电子显微镜下显示前上皮顶部与后上皮顶部之间有许多桥粒及紧密连接，并有细胞间隙，间隙中有许多微绒毛，这些微绒毛从前上皮延伸而来。无髓鞘的神经纤维分布于肌肉部附近，这些神经纤维包含有突触泡。神经纤维终末与肌肉细胞之间被 20 纳米宽的细胞间隙分隔。从神经终末的结构难以鉴别交感神经与副交感神经。

后色素上皮细胞呈长方形，在内折及收缩沟部，细胞变短或呈金字塔形。细胞高为 36～55 微米，宽 16～25 微米。细胞质内有许多圆形黑色素颗粒，这些颗粒比虹膜基质内的色素细胞所含的颗粒大得多。在虹膜的瞳孔区色素细胞多呈金字塔状。虹膜周边部的后色素上皮质向后延伸至睫状体，细胞内的色素逐渐消失。后色素上皮细胞的基底部朝向后房，其顶部与前上皮细胞顶部相连接。电子显微镜下可见，细胞基底部的细胞膜具有基底膜，细胞膜向细胞质深部内陷，形成内折，但基底膜没有伴随细胞膜内陷。沿细胞侧壁，细胞与细胞之间有宽约20纳米的细胞间隙，并可见粘连斑及闭合连接。顶部细胞膜与前上皮细胞之间有窄的细胞间隙，间隙内包含有来自前后上皮细胞的微绒毛。细胞质内大的圆形和椭圆形色素颗粒由质膜包绕，其直径为0.8微米，长约2.5微米。细胞核呈圆形。细胞质内分布有线粒体、粗面内质网及高尔基体。

2. 睫状体

睫状体是葡萄膜的中间部分，前接虹膜根部，后端以锯齿缘为界，移行为脉络膜。外侧与巩膜毗邻，内侧环绕晶状体赤道部，面向后房及玻璃体。睫状体分为两部分，即睫状冠和平坦部，前者又称皱部。睫状冠宽度约2毫米，其内侧表面有40～80个纵行放射状突起，指向晶状体赤道部，称为睫状突，与晶状体赤道部相距0.5毫米。平坦部的前后宽约4毫米，形成一环，故又称睫状环。从睫状体至晶状体赤道部有纤细的晶状体悬韧带与晶状体连接。整个睫状体形成一带状环，其颞侧较宽，约6.7毫米；鼻侧较窄，约5.9毫米。在前后切面上，睫状体呈三角形，有前、内和外三个边。前边最短，为三角形的基底，其中央部为虹膜根部附着；内边即睫状体的内面，朝向玻璃体；外边是睫状肌，与巩膜毗邻。介于睫状肌和巩膜之间有睫状体上腔。从内向外，睫状体可分为五个部分：无色素睫状上皮、色素睫状上皮、基质、睫状肌和睫状体上腔。无色素睫状上皮是睫状体的最内层，从虹膜根部延伸而来，覆盖于睫状冠与平坦部的表面，向后延伸至锯齿缘，与视网膜的神经上皮层相连接。虹膜根部的无色素上皮往往也包含少量色素。青年人的无色素睫状上皮为排列规则的单层细胞。睫状冠部的无色素上皮细胞呈立方形或矮柱状，宽12～15微米，高10～15微米。平坦部的无色素上皮细胞为高柱状，细胞的内界膜较薄，厚度均匀一致。随着年龄的增长，无色素上皮细胞及内界膜均发生明显改变，细胞变得细长，内界膜明显增厚，细胞排列不规则，细胞间隙变宽，出现腔状裂隙，并含有颗粒状物质。青年人睫状冠部位无色素细胞基底部的细胞膜向细胞质内陷，形成许多内褶，细胞膜旁有一层基底膜，宽约30纳米，与细胞膜之间为50纳米宽的电子透明区。基底膜为一层连续的膜，不随着细胞膜向细胞质内陷形成内褶。随着年龄的增加，基底膜增厚。平坦部具有与睫状冠相同的基底膜。老年人的基底膜呈多层网状结构，网眼内包含有颗粒状物质。细胞侧壁与其毗邻的细胞形成交错对插，细胞侧壁之间有半桥粒连接。老年人的侧壁细胞膜交错对插有所分离，细胞与细胞之间形成间隙，在平坦部这种间隙变宽，甚至将侧壁相互连接的细胞分离。间隙内含有一种酸性黏多糖，为电子不透明的物质，由细胞质分泌进入细胞间隙，进而进入玻璃体。顶部细胞膜比较平直，与色素上皮细胞的顶部细胞膜相连接。其连接结构包括粘连连接和闭合连接。闭合连接的方式主要是闭合斑及闭合带。粘连连接主要是半桥粒及一些粘连斑。睫状冠部无色素上皮细胞的显著特点为细胞核周围的胞质内含有许多线粒体及发育良好的粗糙面内质网。粗糙面内质网有 10 ~ 20 层，平行排列，线粒体围绕粗糙面内质网分布，线粒体内含有小的致密体。细胞质中也有类似的致密体，其性质及功能尚不清楚。此外，细胞质内也可以看到滑面内质网、高尔基体和核糖体。细胞顶部的细胞质中包含溶酶体、残余体、类脂质沉积物及色素颗粒。平坦部无色素上皮细胞的细胞质与睫状冠不同，含有更多的滑面内质网及丰富的细胞质纤维，呈现出致密坚实的外观。细胞核染色质主要为常染色质，核周边为异染色质。色素上皮细胞为单层细胞，始于虹膜根部，向后延伸至锯齿缘。其前部与虹膜开大肌上皮相连，向后与视网膜色素上皮相接。这层连续的上皮来源于视杯的外上皮，是神经外胚层组织，但没有分化为具有特殊神经感觉的组织。色素上皮与无色素上皮的连接处相当平滑，没有细胞之间的交错对插。色素上皮的外侧通过基底膜与睫状体的基质相连接。青年人的基底膜相对较薄，随着年龄的增长而增厚。基底膜向前延伸与虹膜开大肌上皮的基底膜相连，向后与脉络膜的 Bruch 膜相接。睫状体色素上皮、虹膜色素上皮和视网膜色素上皮细胞中的色素颗粒相同，比基质中色素细胞的颗粒明显增大。睫状冠部基底膜与毛细血管之间被窄的间隙分隔。平坦部基底膜与基质胶原及血管相连。老年人的基底膜表面不规则，有长的指状突起，经过基底膜延伸到睫状体基质。色素上皮顶部细胞膜与无色素上皮顶部细胞膜之间有半桥粒及闭合连接。细胞侧壁之间有交错对插，并有半桥粒及闭合斑连接。细胞质内有许多圆形或椭圆形的色素颗粒，其大小为 0.6 ~ 0.8 微米。颗粒内充满色素，色素颗粒主要分布在细胞顶部。色素上皮细胞的细胞质内含有的粗面内质网比无色素上皮细胞少，并且呈散在分布，线粒体数量也较少。高尔基体分布在细胞顶部的核周区域。色素上皮细胞与无色素上皮细胞的特征不同，前者在细胞质内含有成簇的微细纤维，形似张力微丝；而后者表现为有许多平行排列的粗面内质网，且在粗面内质网周围分布有许多线粒体。睫状体的基质分为内结缔组织层、血管和 Bruch 膜。内结缔组织层由细胞、胶原纤维、血管及神经等组成。睫状体的睫状冠部较厚，上皮层与肌肉层分隔。平坦部变薄，睫状突顶部最厚，突间凹陷处最薄。青年人的结缔组织稀疏；老年人部分胶原纤维发生玻璃样变。内结缔组织层与分隔睫状肌束的结缔组织相延续。睫状体的结缔组织向前与虹膜的结缔组织层相连接，向后与脉络膜基质相延续。随着年龄的增长，老年人的结缔组织中，无定形物质会在基底膜附近聚集，导致基底膜增厚。在肌肉区域，结缔组织变得更加致密。内结缔组织层中有纤维细胞、色素细胞、淋巴细胞、肥大细胞及巨噬细胞。胶原纤维框架结构支撑着上皮质及睫状肌，成为血管及神经组织向睫状突、睫状肌及眼前部结构延伸的通道。

睫状体基质的结缔组织中，最大的血管是虹膜动脉大环。虹膜动脉大环是典型的小动脉，其中层有 2～3 层平滑肌，内弹力层缺如；内皮细胞与邻近的肌肉细胞被基底膜分隔。由胶原纤维构成的血管外膜厚度适中。大多数毛细血管靠近色素上皮，且往往与基底膜相连。睫状突的毛细血管较粗，与脉络膜毛细血管相似，内皮细胞也有孔窗。睫状肌内的毛细血管较小，没有孔窗，内皮细胞基底膜外偶尔可见周细胞。毛细血管汇入小静脉，小静脉由内皮及其基底膜组成。内结缔组织层的神经无髓鞘，神经束内包括 3～12 个轴突。神经纤维分布于血管及基质中。

睫状肌由平滑肌纤维束组成，分为三部分。外侧是前后排列的子午线方向肌纤维；内侧是斜行放射状排列的肌纤维；前部是环形排列的肌纤维。这些肌纤维均起始于由巩膜突及其周围结缔组织所形成的睫状肌腱。纵行纤维沿子午线方向向后延伸，肌纤维相当致密，并相互交叉形成开口朝前、尖端向后的"V"字形。肌纤维末端呈三支或三支以上的放射状分支称为肌星，终止于脉络膜上腔前部。斜行排列的放射状肌纤维位于子午向肌纤维内侧，起始于巩膜突，朝向睫状突方向内倾斜，呈放射状分布。肌纤维束相互交叉形成"V"字形，尖端向后，肌纤维的末端附着于睫状突前后的结缔组织。放射状肌纤维与子午向肌纤维之间有丰富的胶原结缔组织分隔。环状肌纤维位于睫状体的前内部和子午向肌纤维的内侧，起于巩膜突，肌纤维方向与赤道基本平行，相互交错呈环形排列。肌纤维末端的肌腱附着于前部睫状突末端的结缔组织。在虹膜根部后面，有部分环状肌纤维与瞳孔开大肌相连。电子显微镜观察表明，睫状肌细胞与大多数平滑肌一样，具有基底膜，基底膜与细胞膜之间为 30 微米的间隙。细胞质内充满张力微丝，其方向为纵向排列。在张力微丝之间及细胞膜旁有嗜锇酸致密体。沿着细胞膜的内面，细胞质内有许多吞饮泡，有些吞饮泡朝向细胞间隙开口。细胞核位于肌细胞的中央部，由双层核膜包绕。细胞核周围的细胞质内有大量线粒体，也可看到高尔基体与中心粒。睫状体肌束之间的间隙内包含结缔组织、神经与血管，偶有毛细血管进入肌束。结缔组织主要由胶原及基质组成，并有少许纤维细胞。

睫状体上腔由含有色素的结缔组织板层带组成。板层带起始于睫状肌的纵行纤维，向外与巩膜相连。当睫状体与巩膜分离时，结缔组织板层带仍附着在睫状体上，其残端保留在巩膜上。板层带由胶原纤维所组成，胶原纤维中包含纤维细胞及色素细胞，板层带的表面没有真正的上皮覆盖。板层带与睫状体相连处的胶原纤维与细胞与睫状肌的结缔组织相连，在巩膜下与内巩膜的胶原纤维相连接。睫状体上腔可见神经节细胞，尤其是在平坦部更为常见。

3. 脉络膜

脉络膜是位于视网膜和巩膜之间的葡萄膜，主要由血管组成，为视网膜外层提供营养。脉络膜起于视网膜锯齿缘，向后延伸至视神经周围，覆盖整个眼球后部。脉络膜的血管来自眼动脉的睫状后短动脉和睫状后长动脉。睫状后短动脉有 10～20 个小分支，在视神经周围穿过巩膜后形成脉络膜血管。睫状后长动脉有两支，在视神经内、外两侧穿过巩膜向前延伸至睫状体，各自分为两支，相互吻合形成虹膜动脉大环，其分支主要供给虹膜及睫状体。睫状后长动脉发出的回返支进入前部脉络膜。脉络膜的静脉汇成 4～6 支涡状静脉，在眼球赤道部后上、下直肌旁穿出巩膜，经眼静脉流入海绵窦。脉络膜的血管分为三层，外层与巩膜相邻，血管直径最大，称为大血管层；内层与视网膜相邻，血管最细，称为毛细血管层；中间为中血管层。脉络膜的最内层为 Bruch 膜，其分布范围与脉络膜相同，视神经周围厚 2 ～ 4 微米，向周边部逐渐变薄。随着年龄的增长，Bruch 膜有所增厚。电子显微镜下，Bruch 膜由内向外依次为视网膜色素上皮的基底膜、内胶原层、弹力层、外胶原层和脉络膜毛细血管的基底膜组成。视网膜色素上皮基底膜是由微丝构成的一层约 0.3 微米厚的薄膜，从视乳头旁起一直延续到虹膜瞳孔缘。构成该膜的微丝向外延伸与胶原连接，向内延伸与色素上皮细胞膜接近，与细胞膜之间有 100 纳米的间隙。内胶原层厚约 1.5 微米，由疏松排列的胶原微丝构成。微丝的走向多与视网膜平行。内侧微丝与色素上皮细胞基底膜微丝相连接，基底膜微丝可能是色素上皮与脉络膜之间强有力的结合物。胶原纤维向外延伸，穿过弹力层的网状结构，与外胶原层的胶原纤维连接。胶原纤维埋藏于基质内，其直径约 60 纳米。内、外胶原层中没有细胞及细胞突起，也没有神经纤维。弹力层是 Bruch 膜的支柱，由细长的直纤维交织成多层次的网状结构构成。外胶原层比内胶原层薄，厚度约 0.7 微米，其结构与内胶原层类似。毛细血管间区的外胶原层与脉络膜基质及毛细血管下的结缔组织相连。锯齿缘附近的外胶原层内偶见纤维细胞及游走细胞，但无神经纤维。脉络膜毛细血管基底膜是 Bruch 膜的最外层，是脉络膜毛细血管内皮的基底膜，比色素上皮基底膜薄，厚度约为 0.14 微米。

脉络膜毛细血管层位于 Bruch 膜之外，是脉络膜血管组织的最内层。这层组织的动脉来源分为三部分，即睫状后短动脉向赤道部延伸并发出广泛分支、睫状后长动脉从锯齿缘向后延伸的分支和睫状前动脉穿过睫状肌进入脉络膜的分支。脉络膜毛细血管的这一结构使睫状前动脉与睫状后动脉系统之间有了广泛的吻合，当某一支血管发生闭塞时，一般不会出现脉络膜梗塞。毛细血管的回流静脉首先进入毛细血管网外侧的小静脉，然后进入涡状静脉系统。脉络膜毛细血管的管腔直径较大，黄斑部毛细血管直径约为 20 微米米，其他部位为 18 ～ 50 微米米。因此，红细胞通过脉络膜毛细血管的管腔时，可以 2 ～ 3 个同时并行。脉络膜毛细血管的超微结构与肾小球及其他内脏器官的毛细血管相类似，其内皮细胞有许多环形窗孔，直径约为 80 纳米。与肾小球毛细血管的孔不同的是，脉络膜毛细血管的窗孔有隔膜遮盖。毛细血管内壁为内皮细胞，窗孔甚多，侧壁较少，外壁几乎没有窗孔。内皮细胞周围有发育良好的基底膜，比色素上皮的基底膜薄，偶尔可见被基底膜包绕的周细胞。在毛细血管周围的结缔组织中可以看到纤维细胞及神经纤维。

脉络膜基质主要由血管构成，框架由疏松的胶原纤维组成，并包含有神经纤维及其他细胞。睫状后短动脉为典型的小动脉，其管壁由内皮细胞、内弹力层、肌肉层和胶原纤维组成的血管外膜构成。在电子显微镜下，内皮细胞的基底膜含有成簇的嗜锇酸颗粒。内弹力层环绕着内皮细胞的基底膜，肌肉细胞之间由基底膜分隔。平滑肌细胞的胞质内含有线粒体、滑面内质网、粗面内质网及丰富的张力肌微丝，肌微丝的走向相互平行。肌肉细胞的细胞核为圆形，可以看到 1～2 个核仁。肌肉层的周围由胶原纤维构成的血管外膜包绕，也可见色素细胞及纤维细胞，但没有外弹力膜。脉络膜的血液回流主要通过其丰富的静脉网完成，少量血液通过睫状前静脉及 Zinn 环排出。脉络膜中大静脉的直径约为 100～300 微米，中静脉为 50～100 微米，小静脉为 10～40 微米。脉络膜静脉的结构类似于身体其他部位的静脉。静脉壁的内层为内皮细胞，其周围没有内弹力层。中层为薄的肌肉层。血管外膜很薄，由纤维细胞及胶原所组成。

支配脉络膜的神经主要为睫状短神经。睫状短神经为睫状神经节的节后纤维，分为 10～20 分支，在视神经周围穿过巩膜，并沿脉络膜上腔向眼球前行，直至瞳孔括约肌和睫状肌，负责瞳孔的收缩和睫状肌的调节。并有分支延伸到脉络膜基质及血管壁。神经微丝终止于血管壁，而没有终末板。在脉络膜上腔及脉络膜中层可以看到神经节，可能是支配血管舒缩的神经细胞。睫状长神经为交感神经的节后纤维，其分支主要支配脉络膜的前部，在进入脉络膜基质后髓鞘消失。这些神经纤维控制着脉络膜血管的收缩与舒张。

脉络膜基质中，除血管组织外，主要由色素细胞和纤维细胞组成，此外还有巨噬细胞、肥大细胞、浆细胞和淋巴细胞。色素细胞的形态结构与虹膜色素细胞相似，呈星形，具有长的分支。脉络膜上腔附近有大量色素细胞，其他各层也有许多色素细胞。纤维细胞的细胞体较长，细胞之间通过细胞体发出的长分支相互连接。血管及神经周围的纤维细胞排列为环形，将血管及神经包绕。纤维细胞与色素细胞之间没有固定的连接。脉络膜中纤维细胞的超微结构与虹膜及睫状体的相同。脉络膜中的巨噬细胞与虹膜中的块状细胞相类似，巨噬细胞中含有吞噬物质，这些物质主要为来自色素细胞的色素颗粒。基质中淋巴细胞的形态与血循环中的淋巴细胞相似，细胞核大，细胞质少。脉络膜中的肥大细胞与虹膜中的肥大细胞不同，虹膜中的肥大细胞包含几种形态的颗粒，而脉络膜中的肥大细胞只有一种形态。肥大细胞的颗粒为无结构的电子致密物及纸卷状结构，卷长300纳米。直径150纳米，形成纸卷的薄片厚约7.5纳米，薄片与薄片之间的间隙约15纳米。在纸卷中央包含低致密度的颗粒状物质。细胞质中也可见线粒体及类脂质泡。正常脉络膜中常见浆细胞，其形态特征与眼部及身体其他组织中所见的浆细胞类似。细胞核不在细胞体的中央，而是偏移至一侧；由于核质内异染色质的分布类似钟表的时针，使细胞核呈现钟表状外观。细胞质内充满大量的粗面内质网。

脉络膜上腔位于脉络膜与巩膜之间，厚约30微米，其组织结构主要由起源于脉络膜及巩膜的胶原纤维构成。胶原纤维形成的网络中，包含纤维细胞、色素细胞、神经节细胞及神经丛。睫状后长动脉、睫状后短动脉及睫状神经均穿过此部位。

（三）视网膜

视网膜是眼球壁的最内层组织，是视觉器官中光感受细胞（视细胞）的所在部位，由神经外胚层形成的视杯发育而来，实际上是大脑神经组织的一部分。由视杯内层发育形成的细胞层具有感受光刺激和传导光信息的作用，质地透明，称为视网膜本部。视网膜本部由三级神经细胞构成，即光感受器细胞（第一神经元）、双极细胞（第二神经元）和神经节细胞（第三神经元）。光感受器细胞包括视杆细胞与视锥细胞，统称为视网膜神经上皮层；双极细胞和神经节细胞为传导组织，相当于大脑神经组织的外延结构，因此又称为视网膜脑层。在脑层中还有协调神经兴奋传递的组织，即水平细胞和无长突细胞等。视网膜组织中还有起支架作用的神经胶质细胞，如 Müller 细胞、星形胶质细胞和小神经胶质细胞。由视杯外层发育而来的色素层称为视网膜色素上皮层。视网膜神经上皮层与色素上皮层之间的潜在性间隙是临床上容易发生视网膜脱离的解剖基础。视网膜与虹膜和睫状体相连的部分称为视网膜盲部，无感光细胞。

视网膜从视乳头周围向前覆盖于脉络膜的内面，前缘呈锯齿状并与睫状体的平坦部相接，称为锯齿缘。在视神经穿过处和锯齿缘，视网膜的神经上皮层与其相邻组织有较为紧密的连接。视网膜后极部有一浅漏斗状的凹陷，称为中心凹，直径约 1.5 毫米。人死后不久，视网膜的这一部位外观呈黄色，故称为黄斑。在黄斑鼻侧约 3 毫米处，有一个淡红色的圆盘，即视乳头，又称为视盘，直径约 1.5 毫米。视乳头是视网膜神经纤维汇集并穿出眼球的部位。其中央呈漏斗状凹陷，称为生理凹陷，是由于神经纤维汇合时填充不完善所致。

视网膜的组织结构极为复杂，在光学显微镜下由外向内分为 10 层：从外向内依次为：色素上皮层→视杆与视锥层→外界膜→外核层→外丛状层→内核层→内丛状层→神经节细胞层→神经纤维层→内界膜。

视网膜中央动脉与静脉由视乳头处进出眼球，在视网膜内层分支直到锯齿缘。动脉和静脉血管分支之间均无吻合。视网膜中央动脉的小分支在视神经周围与由睫状后短动脉形成的 Zinn 动脉环分支有小吻合，进入眼球后与脉络膜血管系统是完全分开的。偶尔有由睫状后短动脉发出的分支进入视盘并分布于视网膜，称为睫状视网膜动脉。视网膜中央动脉为视网膜具有感光功能的内 5 层供血；脉络膜毛细血管为视网膜组织中具有神经冲动传导功能的外 5 层供血。

1．视网膜色素上皮

视网膜色素上皮由单层色素上皮细胞构成，这些细胞呈多角形，排列非常规则。每只眼睛包括约 420 万～ 610 万个视网膜色素上皮细胞。细胞大致分为顶部、体部和基底部。视网膜色素上皮细胞没有再生能力，细胞死亡后，邻近的细胞会向侧面移动，以填补因细胞死亡而遗留的空间。视网膜色素上皮细胞的顶部与光感受器的视杆细胞和视锥细胞的外节紧密相邻，细胞的基底部附着在 Bruch 膜上。Bruch 膜的五层结构中，最内层是色素上皮的基底膜，基底膜由色素上皮细胞分泌形成。细胞的基底部细胞膜向细胞质内陷形成许多折叠，称为细胞膜内褶。细胞顶部的细胞膜朝向视杆细胞和视锥细胞方向，发出许多长度不同的微绒毛，这些微绒毛的细胞膜与细胞质是细胞体的延续。微绒毛分为两类：细长微绒毛延伸至光感受器之间；粗短微绒毛包绕在视杆细胞和视锥细胞外节周围，形成光感受器外节的鞘膜。微绒毛与光感受器外节之间没有细胞连接结构，只有黏多糖类细胞基质。视网膜色素上皮细胞侧面与毗邻细胞的细胞膜之间有不同宽度的细胞间隙，这些间隙从基底部开始，延伸至顶部时由粘连小带和紧密连接封闭，形成视网膜外屏障。视网膜色素上皮细胞的胞质中含有一般常见的细胞器，如线粒体、核糖体、内质网等，并有许多大的色素颗粒及板层结构包涵体。细胞质中的线粒体数量较多，主要分布在基底部。细胞质中的内质网也相当丰富。滑面内质网由管、泡及板层组成。视网膜周边部的色素细胞内的滑面内质网减少，而粗面内质网增加，锯齿缘附近的粗面内质网十分显著。色素上皮细胞的显著特征是细胞质中含有大量的色素颗粒。色素颗粒长 2～3 微米，直径为 1 微米。色素颗粒分布于细胞的顶部及中段，基底部几乎没有色素。色素颗粒的主要作用是减少来自巩膜的反射光，吸收在光传导过程中未被光感受器吸收的光子，防止光的散射和反射，以保证光感受细胞接收光刺激的准确性。顶部细胞质内的板层包涵体是被视网膜色素上皮细胞吞噬的视杆和视锥细胞外节的膜盘，其结构比较完整。细胞基底部的膜盘结构已遭破坏，膜盘与膜盘之间的界限模糊不清，膜盘组织浓缩。视网膜色素上皮细胞的吞噬作用是其主要功能之一，光感受器外节末端陈旧的膜盘不断脱落，并被视网膜色素上皮细胞迅速吞噬，而新的膜盘不断地从光感受器外节的基部长出，视网膜色素上皮细胞吞噬脱落膜盘的功能在视觉细胞外节的更新及维持正常视觉中起着重要作用。视网膜色素上皮细胞的细胞核位于基底部，呈椭圆形或圆形，其长轴与基底膜平行。细胞核与基底膜之间有大量线粒体。

视杆细胞与视锥细胞周围均无视网膜血管分支，其营养供应和代谢产物的排出均由脉络膜毛细血管完成。色素上皮细胞基底部的细胞膜内陷形成的许多折叠增加了与脉络膜毛细血管的接触面积。顶部细胞膜发出无数微绒毛，形成致密的网状组织，保证了与光感受器外节的广泛接触。视网膜色素上皮是光感受器进行新陈代谢所需物质交换的重要途径。从脉络膜毛细血管向光感受器运送的液体、盐及代谢物质均经过色素上皮细胞。色素上皮细胞的细胞质与视杆细胞和视锥细胞质之间不是直接相通的，它们之间代谢物质的交换也不是直接的，而是通过细胞外间隙进行。色素上皮细胞为光感受器细胞外间隙提供了稳定的物理化学条件。

2．视杆与视锥层

视杆和视锥位于外界膜以外，由粗的内节和细的外节构成。在视网膜色素上皮与外界膜之间的 1/2 处为内外节的移行部，该处细长的收缩部将内外节连接，两部分细胞膜是连续的。收缩部有从内节顶部发出的纤毛延伸到外节的感受器上。整个视网膜中有 1.1 亿～1.25 亿个视杆、63 万～68 个视锥。黄斑中心凹处视锥的密度最高，每平方毫米约为 147 300 个。中心凹以外，视锥迅速减少，周边部每平方毫米大约为 5 000 个。黄斑部没有视杆，在中心凹130 微米处开始出现。距中心凹 5～6 毫米处视杆密度达到最高，每平方毫米为160 000 个。向锯齿缘部的数量继续减少，每平方毫米为 23 000～50 000 个。

视锥长 75 微米，视杆长 120 微米。黄斑部的视锥很像视杆，其直径仅为 2.5 微米。在中心凹边缘，视锥变粗且排列倾斜。向周边部，视锥变短。视杆的形状直到远端周边部仍无改变。视杆与视锥的组织解剖分为外节、连接部及内节三个部分。

（1）视杆外节

视杆外节由一系列圆盘堆积而成，圆盘的平面与视杆外节的长轴垂直。每根视杆由 600～1 000 个圆盘重叠排列组成。圆盘周围有视杆的细胞膜包绕，圆盘与细胞膜无连接。每个圆盘由两个单位膜构成，两个单位膜在末端相连接。单位膜包绕的腔隙称为盘内腔隙。盘内腔隙的宽度均匀一致，但其周边部分增宽。在圆盘中央部每层单位膜的厚度平均为 5.5~6.5 纳米，其边缘为 7～8 纳米。盘内腔隙大约为 10 纳米。每个圆盘的总厚度为22.5～24.5 纳米。两个圆盘之间的空隙称为圆盘间空隙，宽约 21 纳米。

（2）连接部视杆

连接部视杆长约 1 纳米，是视杆最细的部分，位于内节和外节之间。连接部由连接纤毛、纤毛周围的细胞质及细胞膜构成。连接纤毛起始于内节椭圆体胞浆中的基础小体，然后延伸到外节。基础小体中部发出辐射状突起向细胞质延伸。这种突起对纤毛起着稳定作用。连接纤毛由 9 组重叠的微管组成，排列成环形。这些微管进入外节后逐渐变细，在外节顶部部分消失，部分仍可见。

（3）视杆内节

视杆内节呈长圆筒形，由外部的椭圆体和内部的视肌样质组成。椭圆体通过连接部与外节相连接，视肌样质与外核层内的细胞体相连接。椭圆体内有较多的线粒体，一个横切面上常能看到 30～50 个。椭圆体的细胞质内还有糖原、滑面内质网泡、神经小管、神经微丝及游离核糖体。内节的细胞膜通过连接部与外节的细胞膜相连。视肌样质内有许多排列不规则的滑面内质网和圆形或椭圆形泡，也可能有粗面内质网。靠近外界膜处，有许多高尔基体的空泡、游离核糖体形成的多聚核糖体及少量线粒体。胞质中的神经小管与视杆轴方向一致排列，相邻视杆的内节被 Müller 细胞延伸的微绒毛分隔，彼此之间没有直接接触。位于外界膜以外的 Müller 细胞微绒毛称为纤维栏。

（4）视锥外节

视锥外节的组织结构与视杆外节基本相同，但视锥外节比视杆外节短，内侧段比外侧段粗，从而形成特殊的锥体形状。视锥外节与视网膜色素上皮的长指状绒毛突触接触是松散的。视锥圆盘的基本结构与视杆相同。在黄斑部，每个视锥外节有 1 000～1 200 个圆盘。视锥圆盘内间隙与圆盘间隙的宽度与视杆有所不同，视锥圆盘内间隙约为 4 纳米，盘膜厚度为 5 纳米，圆盘间的间隙约为 18 纳米。

（5）视锥连接纤毛

视锥连接纤毛的结构和排列与视杆相同，但比视杆纤毛短。

（6）视锥内节

视锥内节是由椭圆体与视肌样质组成。视锥内节较宽，比视杆内节更呈圆锥形。视锥椭圆体因含有较多线粒体，显得更加丰满。黄斑部的视锥内节变得更长更细，而黄斑部以外侧呈明显的锥体状。视锥椭圆体内的线粒体比视杆内的更为致密，每个横切面含有 200～300 个线粒体。线粒体的长轴与细胞方向一致，线粒体嵴也与细胞方向一致。视锥的视肌样质结构与视杆大致相同。视锥内节也被 Müller 细胞的微绒毛环绕分隔，形成纤维栏。

3．外界膜

外界膜在光学显微镜下呈现为一层具有网眼结构的薄膜，视杆与视锥的内节穿过这些网眼。外界膜从视乳头边缘一直延续至锯齿缘。实际上，外界膜并非传统意义上的膜，而是视杆和视锥的细胞膜与 Müller 细胞相连接的终末带。

电子显微镜的观察证实，外界膜是由光感受器（即视杆与视锥的内节）和 Müller 细胞之间的粘连小带构成。这些粘连小带存在于光感受器之间、Müller 细胞之间，以及它们相互之间。

4. 外核层

外核层中包括视杆细胞和视锥细胞的细胞体，细胞体中有细胞核和细胞质。细胞体的轴突伸向外丛状层，与双极细胞和水平细胞相互发生突触连接。视乳头鼻侧的外核层厚约45微米，有8～9层细胞核，越向周边部外核层逐渐变薄，细胞核层次减少。视乳头颞侧的外核层较薄，厚约22微米，只有4层细胞核。在黄斑中心凹部，外核层增厚到50微米，有10层视锥细胞的细胞核。除锯齿缘外，其他部位的视网膜外核层厚度约为27微米，有5层细胞核，视锥细胞核靠近外界膜。视杆细胞的核呈圆形或略呈椭圆形，直径约5.5微米，核内染色质散在分布，可以看到一个核仁。视锥细胞的核比视杆细胞核大，略呈椭圆形，短径和长径分别为5微米和7微米。视锥细胞核包含的异染色质比视杆细胞核少。有些视锥细胞核移位到外界膜以外，这是黄斑区的正常变异。视杆细胞和视锥细胞的细胞质结构基本相同。向外膜延伸的部分称为视杆外纤维或视锥外纤维。细胞质内包含一些长的线粒体及大小不等的滑面内质网泡。偶尔也有粗面内质网和游离核糖体。在细胞核周围排列着许多神经管，神经管占据细胞体的大部分并向轴突延伸。视锥细胞和视杆细胞是视觉形成中的第一级神经元。

5. 外丛状层

外丛状层为疏松的网状结构，是光感受器细胞终端、双极细胞树突及水平细胞突起发生突触连接的部位。这种突触连接是视觉信息处理与传递的基本结构。外丛状层中有 Müller 细胞的突起。黄斑部的视杆与视锥细胞发出的轴突较长，因此黄斑部的外丛状层较厚，约为51微米，走行方向倾斜。在中心凹外，轴突走向几乎与外界膜平行，失去网状结构而呈现纤维状外观，黄斑部的外丛状又称为 Henle 纤维层。黄斑部以外的外丛状层变薄，约为2微米厚。由于光感受器数量的减少，赤道部以外的外丛状层变得更薄。

外丛状层分为外区、中区和内区三部分。外区中起始于视杆与视锥细胞体的轴突称为视杆内纤维和视锥内纤维，此外还有 Müller 细胞的凸起。外区视杆内纤维的细胞质内含有线粒体、空泡、游离核糖体及神经管。视锥内纤维中含有类似的细胞器，神经管更加丰富。中区有视杆与视锥细胞轴突末端。视杆轴突的末端呈梨形小球，称为视杆小球。视锥轴突的末端呈扁平棱锥形，称为视锥小足。视杆小球位于外丛状层的中部，小球内面细胞膜向细胞质内陷，形成凹陷区。从内核层细胞发出的双极细胞的树突及水平细胞突起进入凹陷区构成突触结构。突触结构通常由前突触、突触间隙和后突触组成。在外丛状层的中区内前突触即视杆小球；突触间隙是视杆小球和双极细胞及水平细胞凸起的连接处；后突触为双极细胞的树突及水平细胞突起。参加突触结构的细胞膜称为前突触膜（视杆小球的细胞膜）和后突触膜（双极细胞及水平细胞突起的细胞膜）。前突触膜与后突触膜之间的细胞间隙称为突触裂隙，宽约 15 纳米。视杆小球内有一板层结构称为突触带，在电子显微镜下显示为三层高电子密度区与其间的两层低电子密度区。每个前突触可能包含有 2～7 个突触带。视杆小球细胞质内包含许多突触小泡，遍布整个小球内，特别是在突触带周围，突触小泡的分布更为密集。突触小泡内的神经递质是化学性突触传递神经冲动的物质基础。以上突触结构称为带状突触，这是人类视网膜最具特征性的突触结构。位于视杆小球凹陷区两侧的突起为水平细胞的末端，位于凹陷区中央部位的突起为双极细胞的末端。

视锥小足呈圆锥形，其细胞质内含有线粒体、微管及突触小泡。突触带结构比视杆小球内的更小，但数量较多。视锥小足与双极细胞及水平细胞的神经纤维末端形成的突触结构较为复杂，其突触连接分为深部凹陷连接、表面连接和光感受器之间的连接。深部凹陷连接中，视锥小足深部凹陷的中央是小双极细胞的末端，在凹陷两侧是水平细胞的轴突，三者组合形成的突触结构称为三联体。水平细胞的功能是在水平方向上接受与传递刺激，从而引起视网膜内的横向联系，用于功能调节或信息反馈。表面连接位于视锥小足表浅的凹陷内，小双极细胞及扁平双极细胞与视锥小足形成突触连接。小双极细胞只与一个视锥小足相连接；扁平双极细胞则与多个小足相连接。光感受器之间的连接表现为每个视锥小足（有 6～12 个侧面）的每个侧面向水平方向膨大延伸，并与相邻的视锥小足侧面或视杆小球侧面形成连接。外丛状层的内区由 Müller 细胞、水平细胞和双极细胞的分支组成。除了 Müller 细胞的凸起，其他细胞凸起的形态难以辨认。

二、眼球内容物

眼球的内容物包括充满前房和后房的房水、晶状体和玻璃体，这些都是透明的，是光线进入眼内时通过的重要介质。通常，角膜、房水、晶状体和玻璃体被统称为眼的屈光介质。

（一）前房

前房是角膜与虹膜及晶状体之间的间隙，其前界为角膜内皮，后界为虹膜前面及晶状体的瞳孔区，周边部为小梁网、睫状体带及虹膜周边部。内皮细胞覆盖着角膜及小梁网，纤维细胞及一些色素细胞覆盖着虹膜及睫状体的前表面。从角膜顶点平面至虹膜根部平面的距离约为 4.2 毫米，至虹膜瞳孔区的平面距离为 3.6 毫米，两者相差 0.6 毫米，前者大于后者，其原因是晶状体使虹膜瞳孔区向前移位。正常成人前房轴深度为 3.0～3.6 毫米。近视眼的前房较深，远视眼的前房较浅。前房内充满房水。房水由睫状突产生进入后房，经瞳孔流入前房，然后由前房角经小梁网通过 Schlemm 管排出眼外。少部分房水分别经虹膜表面隐窝吸收和经脉络膜上腔吸收。房水的产生量与排出量在体内各种调节机制的参与下保持动态平衡，维持正常的眼内压。房水质地透明，总量为 0.25～0.3 毫升，其中前房约 0.18 毫升，后房约 0.07 毫升。房水中水的含量约占总量的 98.75%。房水来源于血浆，其化学成分与血浆相似，蛋白质含量低于血浆。而房水中维生素 C、钠离子、氯离子的含量比血浆中高。房水的密度为 1.006，屈光指数为 1.3336。房水的生理功能是为角膜和晶状体提供营养并维持正常的眼内压。

（二）后房

虹膜和晶状体后面与玻璃前面之间的间隙称为后房。后房间隙较小，形状不规则，从睫状体分泌的房水充满后房，经瞳孔流入前房。后房间隙的大小会随着调节状态下晶状体的变化而略有变化。后房的前界为虹膜后面的色素上皮、虹膜睫状体连接部；后界为晶状体后囊；侧界为睫状冠。

（三）晶状体

晶状体为富有弹性的透明体，形状如同双凸面透镜，位于虹膜后与玻璃体前。

晶状体有前后两个面，这两个面相接的边缘称为赤道部。前面的顶点称为前极，前面的曲率半径约为 9 毫米。后面的顶点称为后极，后面的曲率半径约为 5.5 毫米。前极和后极之间的直线称为晶状体轴，其长度即晶状体的厚度，为 4 ～ 5 毫米。晶状体赤道的直径为 9 ～ 10 毫米。位于晶状体赤道部的悬韧带将晶状体与睫状体相连。赤道缘与睫状突相距约 0.5 毫米。晶状体主要包括晶状体囊、前囊下上皮细胞、晶状体细胞（即晶状体纤维）和晶状体悬韧带等组成部分。

1. 晶状体囊

晶状体囊是一层透明且具有弹性的基底膜。它包绕着晶状体上皮和晶状体细胞。靠近赤道部的前囊和后囊的表面是悬韧带的附着处，这使得囊的表面不平，呈齿状隆起。随着年龄和部位的不同，晶状体囊的厚度有所不同。前囊较后囊厚，赤道前后的囊最厚，后极部最薄；成年人的前囊较婴幼儿的厚。晶状体囊由晶状体上皮细胞的分泌物形成，是上皮细胞的基底膜。囊与上皮紧密相连，二者之间没有任何间隙。赤道部是上皮细胞代谢旺盛区，称为生发区。后囊为胚胎上皮细胞的产物，出生以后，后囊下已无上皮细胞，后囊不再增厚。电子显微镜下可见晶状体囊由 30 ～ 40 层板层结构组成，每层厚 30 ～ 40 纳米，板层中有许多微丝，并且可见含有微丝物质的包含物。

2. 晶状体上皮

晶状体上皮位于前囊及赤道部囊下，为单层上皮细胞。这些细胞代谢活跃，具有合成 DNA、RNA 和脂质的功能，其代谢活动产生的 ATP 可为晶状体提供所需的能量。晶状体上皮可分为中央部（前极部）、赤道部，以及介于中央部与赤道部之间的中间部。中央部为静止区，中间部和赤道部为生发区。

中央部的上皮细胞呈立方形。细胞高约 5 ～ 8 微米，宽 11 ～ 17 微米，细胞核为圆形，位于细胞的中央略偏顶部，通常看不到细胞的有丝分裂。中间部的上皮细胞呈柱状，细胞核呈球形，位于细胞的中央。细胞的侧面不规则，细胞之间呈交错对插状，常可看到上皮细胞的有丝分裂。赤道部的上皮细胞不断增生形成新的晶状体细胞。赤道部上皮细胞的基底部伸长，细胞核呈扁平状，基底部突起沿着囊的内面向后极延伸，上皮细胞顶部突起向前极延伸，上皮细胞即转化为晶状体细胞。这一转化过程发生在整个晶状体赤道部，使得晶状体细胞的突起从各个方向延伸到前极和后极。

3．晶状体细胞

晶状体细胞由晶状体上皮细胞转化而成。细胞的横切面为六边形，细胞较长，因此通常称为晶状体纤维。成人晶状体中有 2 100 ～ 2 300 个晶状体细胞。皮质部的晶状体细胞长 8 ～ 12 毫米，宽 7 微米，厚 4 ～ 6 微米。表层的细胞比深层的更长，最年轻的细胞位于囊下。晶状体细胞排列有序，呈层状分布，纵贯整个皮质，终止于囊下不同深度的前皮质缝与后皮质缝。向前后缝延伸的细胞变薄变宽，与对侧晶状体细胞末端相接，形成复杂的交错对插结构。前皮质缝由上皮细胞顶部突起的交错对插所形成，后缝由上皮细胞基底部突起的交错对插所形成，交错对插出现在同一层晶状体细胞之间，标志着这些纤维是在同一时期形成的。赤道部新形成的晶状体细胞具有细胞核和细胞器。随着新的细胞形成，成熟的晶状体细胞向皮质内移位，细胞器逐渐减少直至消失，细胞核也逐渐消失。深部皮质的晶状体细胞仅有细胞膜，细胞质内为均匀一致的颗粒。上皮细胞发展为晶状体细胞，其细胞核和细胞器的消失从结构上保证了通过晶状体的光线不受细胞核和细胞器的吸收，或因此发生光的散射。

4．晶状体悬韧带

晶状体悬韧带是连接晶状体与睫状体的纤维组织，具有保持晶状体生理位置和调节状态的作用。起始于锯齿缘的悬韧带纤维与玻璃体前界膜接触，并止于晶状体赤道部的后囊；起始于睫状体平坦部的悬韧带纤维在向前伸展过程中部分与睫状突接触，然后轻度转弯，与起自睫状突的纤维相交叉，附着于晶状体赤道部的前囊。悬韧带纤维中的大部分起始于睫状突，向后延伸并与向前走的纤维交叉，附着到晶状体赤道部的后囊。悬韧带是一种透明、坚韧、无弹性的纤维组织。电子显微镜下可见悬韧带纤维由原纤维组成，原纤维的直径为 166 ～ 291 纳米，平均为 217 纳米。韧带纤维分解为原纤维后，再进入晶状体囊的韧带板层，韧带板层是晶状体囊的最表面层，由韧带原纤维组成，形成较为疏松的纤维结构。

（四）玻璃体

玻璃体是一种无色透明的胶质体，其主要成分为水，约占99%。玻璃体充满眼球后 4/5 的空腔，其形状与所占空腔一致。玻璃体的前界为晶状体和悬韧带。玻璃体前面与晶状体后囊接触，形成的碟形凹面称为玻璃体凹。玻璃体的其他部分与睫状体及视网膜相毗邻。玻璃体包括玻璃体皮质、中央玻璃体和中央管。玻璃体皮质是玻璃体靠近周围睫状体和视网膜的部分，质地致密，包括前玻璃体皮质及后玻璃体皮质，厚约 100 微米。皮质覆盖整个玻璃体，由胶原纤维、细胞及纤维内间隙的蛋白质和黏多糖积聚而成。胶原纤维走行方向不规则，粗约 10 纳米，将玻璃体与其接触的内界膜连接起来。玻璃体皮质内包含的细胞比中央玻璃体多。锯齿缘以前称为玻璃体前皮质，皮质较薄。在晶状体后面的玻璃体皮质经过晶状体边缘向睫状体伸展，在平坦部后附于睫状体上皮。前皮质与锯齿缘和睫状体等相连，形成了玻璃体的基底部。锯齿缘以后为玻璃体后皮质。后皮质较厚，为 2~3 毫米，紧贴视网膜。中央玻璃体为玻璃体的中央部分，从视乳头边缘开始向前伸展，与睫状体和玻璃体前膜相接触，其超微结构类似于皮质。老年人的中央玻璃体往往发生脱水和收缩。中央管为玻璃体中央的透明管，是 Cloquet 管退化而残留的组织，前界为玻璃体凹，向后延伸至视乳头。管壁由浓缩的玻璃体形成，不是真正的薄膜，是胚胎发育中的原始玻璃体所在部位，有时有透明样动脉残留。

玻璃体基底胶原的走行方向与视网膜表面及睫状体垂直，平坦部之前的走行方向则与睫状体内面趋于平行。前玻璃体与晶状体及悬韧带相连接，后玻璃体与视网膜相连接。玻璃体最前部与晶状体悬韧带后的间隙称为 Berger 间隙，光学切面表现为晶状体后的光学空隙区。玻璃体前表面与晶状体后囊之间有约 9 毫米直径的圆环形粘连，称为玻璃体囊膜韧带，又称 Wieger 韧带。此粘连在青少年时期比较紧密，随着年龄的增长逐渐变得松弛，老年人的晶状体与玻璃体容易分离。除了视乳头周围及黄斑部以外，玻璃体很少与视网膜内界膜粘连，或仅为细小轻微的粘连。玻璃体与视乳头周围的视网膜内界膜有较紧密的粘连。玻璃体后膜在视乳头前形成 Cloquet 管的壁，在视乳头处为 Cloquet 管的底部，称为 Martegiani 区。青少年的玻璃体与黄斑部中心凹周围的视网膜内界膜较为紧密地粘连，在黄斑区形成 2～3 毫米的小环，成年后逐渐消失。玻璃体与锯齿缘附近的睫状体上皮及视网膜内界膜有着最紧密的粘连，是玻璃体与眼球壁最牢固的附着处，即便在病理情况下也不能分开，在外伤的情况下也不脱离。当强行撕下玻璃体时，与其相连的睫状体上皮会随之被撕下。所有的玻璃体纤维均起始于此，故这一部位称为玻璃体基底或玻璃体起始部。起始于玻璃体基底的纤维相互交错，形成索条状进入玻璃体。通过电子显微镜观察可见，形成玻璃体基底部的微丝附着在近锯齿缘睫状体平坦部无色素细胞的基底膜及视网膜周边部的内界膜，微丝的走行方向不规则。

玻璃体的主要成分是水，制作完善的玻璃体组织标本是非常困难的。玻璃体的界膜实际上是玻璃体的浓缩部分。除基底部前方和透明管后端外，玻璃体界面均有玻璃体膜，根据位置称为前界膜与后界膜。前界膜从锯齿缘前 1.5 毫米处向前延伸至晶状体赤道部，与晶状体后囊相连接。玻璃体表面与晶状体后囊仅仅是接触，两者没有融合。后界膜从玻璃体基底部后方沿视网膜内面向赤道部延伸至后极部。在电子显微镜下可看到玻璃体后界膜的胶原微丝以不同角度进入视网膜 Müller 细胞及胶质细胞基底膜。视乳头周围的玻璃体纤维较多，与视网膜内界膜连接紧密，纤维走向与内界膜垂直。胚胎和胎儿眼的玻璃体内有大量细胞，出生后逐渐消失，仅在玻璃体皮质内有少量细胞。根据不同的形态和组织化学特性，可将玻璃体细胞分为两类，即玻璃体细胞和玻璃体纤维细胞。玻璃体细胞见于玻璃体的皮质，特别是在靠近视网膜及视乳头的皮质。玻璃体纤维细胞的形态与纤维母细胞类似。

第二节　眼病理学

一、眼病理检验的方法及临床意义

眼病理检验（眼部活体组织检查，又称活检）是眼病诸多诊断方法中较重要的一种。通过手术切除病变组织，并利用光镜、电镜或免疫组织化学等方法进行检查，可以了解眼病的性质，区别炎症和肿瘤，判断肿瘤的良恶性及其起源，为临床诊断和治疗提供依据，是提高眼病诊断及科研水平不可或缺的方法。

（一）眼病活检指征

①眼及附属器（眼睑、结膜、泪器和眼眶）出现异常组织、结节或肿块。

②不典型的麦粒肿或霰粒肿。

③角膜感染性炎症或溃疡。

④因视力丧失或伴随疼痛而摘除的眼球。

（二）活检组织固定、取材、切片及染色

1．固定

手术切除的眼部软组织，如眼睑、结膜、眼外肌及眶内组织或眼球，应立即置于 4% 中性甲醛溶液中进行固定。眼球可以使用专用的眼球固定液（浓甲醛 10 毫升，冰醋酸 5 毫升，95% 乙醇 50 毫升，加入蒸馏水 35 毫升），这种固定液对眼球壁的穿透性强，固定效果好。以上两种方法固定眼球时，均需保持 24 小时，并且不需要用水清洗。

2．标本取材

首先需要进行肉眼检查（巨检），观察并记录病变组织的大小、颜色、硬度，以及切面上是否有包膜、出血、坏死或囊性变化。对于眼球，需要测量其前后径、水平和垂直径、角膜直径，以及视神经的长度和直径。取材时，应切取病变组织。一般较小的软组织，如小梁等，可以用绸布（或纸）包裹，用伊红染色，全部送检。对于稍大的组织（1～2 厘米），沿病变组织的最大径切开，送检组

织厚度为 4 ～ 5 毫米。对于更大的组织，如眼睑恶性肿瘤，临床手术切除时应标记病变的上、下及内、外位置，取材及出报告时需要注明上、下及内、外检查的所见。

对眼球的鉴定需先区分左右眼。可以通过观察视神经两侧的后长睫状动脉穿入巩膜的位置来确定水平位，通过上斜肌的附着点来确定眼球的上方，视神经略微偏向鼻侧，据此可以判断送检的眼球是左眼还是右眼。眼球标本的常规切开方法是：前部经角膜中心，后部经视神经中央的水平位置进行环形切开。对于临床诊断为球内肿瘤的患者，应先用镊子的尖端在球壁上探测，有实体感的地方即为肿瘤所在部位，然后通过肿瘤中央的球壁进行环形切开。对于较大的球内肿瘤，宜切取 5 毫米厚最大面组织送检，观察并记录球内肿瘤的颜色，测定其最大直径及高度，评估肿瘤的侵犯范围，检查视神经切面及断端是否有肿瘤侵犯。

3．常规 HE 染色

进行光学显微镜检查诊断时，对于无法通过 HE 染色（Hematoxylin–Eosin staining，苏木精 — 伊红染色法）进行诊断的病例，可以根据需要进行组织化学染色。例如，疑似肌源性病变的，可以使用马松三色染色，肌肉呈现红色，纤维呈现蓝色。对于黑色素性病变，可以进行 Fontana 染色，以便观察胞浆内的色素颗粒。横纹肌肉瘤可以使用 PTAH（磷钨酸苏木精）染色，显示横纹结构。淀粉样变性则通过刚果红染色呈现砖红色。特殊染色在了解病变的组织起源方面具有重要作用。

4．电镜检查

需要进行电镜检查的患者，术中切除的 4 毫米 ×1 毫米病变组织应使用 3% 戊二醛固定，随后进行包埋和超薄切片处理。通过超微结构观察，可以识别细胞结构特征，确定肿瘤的起源，并观察细胞核和细胞器的变化。

（三）眼病理诊断

根据光镜检查结果，必要时使用免疫组织化学或电镜检查。眼病理报告与普通病理报告相同，可能有以下几种结果：

①对于病理改变非常典型的肯定性诊断，如发现结核结节、干酪样坏死及朗

格汉斯细胞，并检测到抗酸杆菌，可以确诊为结核。再如，儿童眼内肿瘤，如果具有 Rb（Retinoblastoma）肿瘤细胞的特征，尤其是出现典型的 F-W 菊形团（Flexner-Winterseiner Rosette），则可以确诊为视网膜母细胞瘤。对于软组织如眼睑、眼眶等肿瘤，需要报告肿瘤的侵犯范围，以及边缘或底部是否有肿瘤残留。眼球内肿瘤，应详细说明肿瘤侵犯的组织，例如脉络膜、巩膜、视神经及视神经的断端。

②病变符合临床诊断。

③多系性诊断，因形态学不很典型，但可能性很大。

④疑似或可能性诊断，因病变不典型。

⑤不能排除某某病，只有 10%～30% 的可能性。

⑥对病变只能作形态描述，无法提出诊断意见。

（四）眼病理诊断注意事项

1. 眼病理诊断需注意事项

①了解患者的年龄、症状和体征以及病程。

②切取病变组织，避免遗漏。

③全面观察切片，必要时做特殊染色、免疫组化及电镜检查确定诊断。

④病理所见与临床表现不相符者，如病理结果显示为炎性坏死组织，而临床表现为肿块或疑为肿瘤时，应提示临床医生考虑再次进行活检。

2. 眼科临床医师的职责

①清晰、科学地书写病理检验单，重点描述病变，最好用图示表示。注明患者的相关情况，如癌症病史、既往病理诊断结果等。

②手术中应准确切除病变组织。如果怀疑是基底细胞癌且伴有溃疡，活检时应包括边缘部的溃疡及邻近看似正常的组织，不应仅取表面的溃疡组织。手术中不要挤压病变组织，以避免细胞在切片中变形，影响诊断。

③病理诊断结果与临床表现不符，可提请病理医师再做切片或重做活检。

④根据病理诊断结果进行适当处理。如果病理诊断提示有肿瘤残留，应尽快扩大切除范围。若视神经断端受到肿瘤侵犯，或眼球外有肿瘤扩展，应考虑进行

眶内容物挖出术。对于恶性肿瘤，应告知患者及其家属需要前往肿瘤科进行进一步治疗。

⑤对眼部恶性肿瘤患者需要定期进行随访，以便及时处理病情并了解该病的发展过程及预后。

二、眼球内炎症的病理学改变

眼球内炎症包括感染性、非感染性、肉芽肿性和非肉芽肿性。其中特别严重的是感染性的眼内炎（多为非肉芽肿性）和肉芽肿性的交感性眼炎。

（一）眼球内炎

眼球内炎是由于眼球穿通伤、内眼手术后、化脓性角膜炎或内因性（转移性）细菌或真菌感染引起的眼内炎症反应。

1. 细菌性眼内炎

较为常见的感染细菌种类包括金黄色葡萄球菌、链球菌、表皮葡萄球菌、变形杆菌和绿脓杆菌等。

组织病理学：眼穿通伤或内眼术后，大多是眼前段先受累，继而扩散为弥漫性眼内炎的炎性特点为化脓性，受累组织有多核白细胞及淋巴细胞浸润。如果不及时治疗，可能会导致瞳孔阻塞、并发性白内障、继发性青光眼等问题，眼内可能长期发炎，最终导致眼球萎缩。

2. 真菌性眼内炎

可发生于眼外伤、手术后或内因性。内因性者常有诱发因素如体弱、接受免疫抑制药物治疗或静脉滥用药物等。引起眼内感染的真菌种类较多，包括白色念珠菌、曲霉菌、新月菌属、毛霉菌等。

组织病理学：在玻璃体前面或玻璃体内可以观察到单个或多个脓肿。有炎性细胞浸润及坏死，坏死组织中可以看到芽孢或菌丝。毛霉菌的菌丝粗大，无分隔，呈直角分支。曲霉菌的菌丝较细，有分隔，分支呈锐角。

（二）交感性眼炎

交感性眼炎（Sympathetic Ophthalmia，SO）通常发生在一只眼球穿通伤后，伤口位于角膜缘、睫状区或横贯角膜，尤其是葡萄膜嵌顿的情况下更易发生。有时在内眼手术后或角膜溃疡穿破时也会出现葡萄膜炎，另一只眼通常在受伤后2周至2个月内发病，少数情况下会在多年后发生葡萄膜炎（称为交感眼）。双眼的临床表现和组织病理学改变基本相似。

组织病理学在早期（大约发病两周）表现为非肉芽肿性炎症，脉络膜中有少量淋巴细胞浸润，但无浆细胞。典型的改变是葡萄膜的肉芽肿性炎症。通过光学显微镜观察，可以看到虹膜、睫状体和脉络膜增厚，伴有弥漫性淋巴细胞浸润，偶尔可见浆细胞和上皮样细胞。这种炎症可侵袭前房角、小梁网和许氏管周围，这是继发性青光眼的病理学基础。并此外，病变区域的血管周围有多层淋巴细胞环绕。

睫状体和脉络膜中可见淋巴细胞浸润，伴有上皮样细胞聚集成结节状。其中可见吞噬黑色素的细胞及多核巨细胞，视网膜外层的上皮样细胞聚集形成Dalen-Fuchs结节。此外，还有不典型的组织学改变，包括视网膜和视乳头水肿，淋巴细胞浸润或环绕血管周围。淋巴细胞可能浸润巩膜实质和神经，也可能侵犯后睫状血管周围，导致血管管腔不规则，严重时可导致血管闭塞。

第二章

近视的基础概念

第一节　近视发病机制与原因

一、单纯性近视

单纯性近视的概念由苏格兰著名眼科医生杜克－埃尔德（Duke-Elder）提出，指不伴有病理性眼底病变（包括后巩膜葡萄肿、脉络膜新生血管、Fuchs 斑及周边视网膜变性）和相关并发症（包括并发性白内障、孔源性视网膜脱离及青光眼等）的近视。其临床特点表现为多在青少年期发病，低至中度近视，成年后近视度数很少进展，矫正视力正常，眼底正常或仅有窄近视弧斑及豹纹状眼底改变，以及眼轴正常或轻度延长。

关于环境因素如何影响单纯性近视的发生，研究者提出了视觉因素、过度调节、营养缺乏等多种学说。其中，视觉因素学说研究最为深入，也是目前获得多数学者认同的学说。该学说认为，在眼球屈光发育期，异常的视觉经历导致屈光系统发育异常，从而引发近视。研究结果表明，眼球的屈光状态由眼球生长过程中角膜和晶状体等屈光成分的屈光力与眼轴长度的协同变化共同决定。正常人出生时双眼为远视状态，出生后，角膜和晶状体的屈光力下降，眼轴延长。随着各部分组织结构的协调发育，总屈光力与眼轴逐渐匹配，青少年期屈光状态趋于正视，至成年期，发育停止后则稳定于正视状态，而且双眼屈光度相近，差别少于 0.5D。这一过程被称为人类屈光发育的正视化。

正视化是指在发育过程中，眼球为了获得视网膜上的清晰图像而进行的适应性生长。具体过程通常被解析为视网膜在感知到出生时的远视状态下模糊的图像后，产生相应的生长调节信号。信号通过脉络膜到达巩膜，引起巩膜组织生长状态的变化，导致眼轴，尤其是玻璃体腔长度的改变，促使视网膜向图像聚焦方向靠近，最终提高视网膜成像质量，实现正视化。由此可见，视觉因素是正视化调控过程的源头，异常的视觉经历可能是导致屈光发育异常的主要原因。

二、病理性近视

病理性近视是指伴有病理性眼底病变（包括后巩膜葡萄肿、脉络膜新生血管病变、Fuchs 斑及周边视网膜变性）和相关并发症（包括并发性白内障、孔源性视网膜脱离及青光眼等）的近视。其临床特点表现为近视发病年龄较早、近视度数较高（超过 −6.0D）、成年后近视度数继续进展、矫正视力可能低于正常水平、眼底出现近视性眼底病变，以及眼轴往往明显延长（超过 26 毫米）。病理性近视与单纯性近视的区别在于是否发生眼底病理改变，而非近视屈光度。

最早对病理性近视病因学的研究是从某些伴随病理性近视的单基因遗传眼病或全身疾病的临床观察开始的，例如先天性静止性夜盲、Bornholm 病（博恩霍尔姆病）、Knobloch 综合征、Marfar 综合征（马方综合征）和 Stickler 综合征（斯蒂克勒综合征）等。随后，人们发现许多病理性近视虽然不伴有其他眼部或全身的异常，但其发病具有明显的家族聚集性，并且部分符合孟德尔遗传规律，显示出明显的遗传异质性。国外的报道中，常染色体显性遗传较为常见，而国内报道中，常染色体隐性遗传更为普遍，还有少数病例为 X 染色体连锁遗传。此外，在双生子研究中，同卵双生子病理性近视的发病一致性高达 95% 以上，明显高于异卵双生子，这支持了病理性近视的发病主要由遗传因素决定。

以往对病理性近视的遗传学研究主要通过家系分析和分离分析进行。结果表明，大部分病理性近视呈现单基因遗传，其遗传方式包括常染色体显性、常染色体隐性和性连锁隐性遗传等。另有一小部分病理性近视没有明确的单基因遗传规律，可能属于多基因遗传病，其发病是由遗传和环境因素共同作用的结果，但其遗传易感性远高于单纯性近视。

对于单基因遗传的病理性近视，寻找与近视相关的致病基因是探索其病因的主要方法。分子遗传学技术的飞速发展和人类基因组计划的完成为病理性近视致病基因的搜寻提供了有力的工具。目前，通过克隆定位技术对单基因遗传家系进行连锁分析，可以将近视相关基因确定在染色体的相对局限区域。在此基础上，进一步比较患者与正常人该区域基因序列之间的差异，可以寻找出与病理性近视密切相关并能影响基因表达或下游蛋白质编码的突变点。基因敲除技术能够最终验证突变基因的具体作用。此外，如果发现已知功能蛋白与病理性近视患者某一临床病理性改变相关，可以直接分析其编码基因序列在患者基因中是否存在突变，这也是确定致病基因的方法之一。目前，通过以上方法已成功定位 10 个与病理性近视遗传连锁的位点，其中 8 个为常染色体显性遗传基因位点，2 个为 X 连锁隐性遗传基因位点，均得到人类基因命名委员会批准，并收录于 OMIM 数据库（Online Mendelian Inheritance in Man）。然而，以上大部分基因位点都是基于小家系的研究发现，在其他家系的连锁分析中难以重复，表明病理性近视的遗传异质性非常明显。尽管不同遗传方式的病理性近视的共同临床表现是眼轴进行性延长及出现病理性脉络膜视网膜病变，但表型与各基因型的关系并不清楚，多数基因位点的具体致病机制亦尚未明确，有待进一步深入研究。

三、近视的发病原因

近视的发病机制目前仍不十分清楚，但可以肯定的是，各种类型的近视的发病机制并不相同。一些在低等动物身上得到的研究结果也不完全与人类的近视发病相同。因此，对近视发病机制的深入研究将有助于近视的防治工作。

（一）遗传因素

在近视的研究中，关于近视是由遗传因素还是环境因素引起的争论从未停止过。近视仍然是多种因素共同作用的结果。在遗传因素的研究方面，孪生子屈光状态之间的高度相关性提示了屈光状态与遗传之间的关系。另一类研究则比较了在双亲都是近视、双亲中仅一人是近视，以及双亲都不是近视的三种情况下，子女近视的发病率。

先天性近视和某些高度近视的发生通常是由遗传基因决定的。人类的许多生理特征的表型都是由遗传物质决定的，例如身高、虹膜颜色、五官的形状等。

在父母身高均较高的情况下，其子女的身高一般也会表现出相似的特征，眼轴长度的遗传特征与身高的遗传特征相似，父母是近视的人，其子女也有可能倾向于近视，即使在他们还未发生近视时，这些孩子的玻璃体腔长度可能已经比同龄孩子更长。父母有轴性高度近视的孩子，发生高度近视的概率会增加。

目前共发现与近视有关的遗传位点约 14 个，其中 MYP1 ～ MYP5 和 MYP11 ～ MYP13 共 8 个位点为高度遗传性近视的基因位点。其余 6 个位点 MYP6 ～ MYP10 和 MYP14 则是一般单纯性轻中度近视的基因位点。

（二）生物力学作用因素

在整个病理性近视的病变过程中，生物力学因素起着重要作用。因此，生物力学因素也是高度近视病因学中的另一个重要因素。

生物力学自 20 世纪 60 年代开始迅速发展，在解释医学病因学、发病机制和治疗学上具有重要的应用价值。在病理性近视的发病机制和病变过程中，包括眼轴增长、屈光度加深及眼底损害等方面，生物力学因素都起着重要作用。生物力学的概念在眼球的发育过程中，眼轴的增长是由眼内容形成的扩张力和眼球壁的抵抗力相互作用的结果。当扩张力大于抵抗力时，眼球扩大，眼轴进行性增长。出生后的婴儿由于玻璃体量迅速增加，使眼压升高，扩张力超过抵抗力，很快使眼轴从 15 毫米增长至 18 毫米，到 3 岁时增长至 23 毫米。在 3 ～ 14 岁之间，由于球壁抵抗力和扩张力逐渐稳定，眼轴长度才增长至 24 毫米，这是通常正常眼的发育过程。病理性近视患者的巩膜在解剖上已存在改变，许多病例的眼压也相对升高，因此眼球的扩张力明显而持久地超过了球壁的抵抗力，使后极部巩膜逐渐扩张并向后延伸，眼轴不断增长，屈光度进行性加深。在巩膜扩张向后延伸过程中，产生的对视网膜和脉络膜的牵引力使后极部眼底组织进行性损害，引起视功能的进行性障碍。

在高度近视的进展过程中，角膜生物力学特性下降，而眼内压升高。这提示随着近视的发展，眼前节的机械强度受损，且近视的发展可能增加青光眼的发病风险。生物力学分为角膜生物力学改变和巩膜生物力学改变，其中，巩膜生物力学的改变涉及眼压的变化。

（三）用眼习惯不好

1．近距离用眼

视近时，睫状肌收缩，晶状体变凸突，屈光力增加。长时间或过近距离用眼可能导致过度使用调节，引起睫状肌痉挛，甚至发生假性近视。研究表明，近视患病率随着学龄的增加而上升，这提示近距离工作负荷与近视的发生密切相关。同时，读写时间的增加导致户外活动相应减少，也进一步增加了近视发生的风险。

2．照明环境不佳

在环境照明不佳的情况下，阅读和书写时的近距离负荷会增加，需要更多的调节和会聚，这可能导致近视的增加。在照明不良的环境中进行读写的学生，其近视发病率高于照明条件好的学生，这表明照明不良可能是近视发病的危险因素。地理因素导致的环境照明差异与近视发病率之间并没有明确的关系，这可能与种族和用眼习惯等复杂因素的影响有关，仍需进一步研究以明确这种关系。

3．视频终端的使用

当前，电视、电脑、智能手机等视频终端作为信息媒介的主要载体越来越多地融入人们的日常生活中。儿童、青少年接触视频终端的年龄逐渐提前，使用时间也逐渐延长。视频终端的视觉信号可能因为屏幕与眼睛的距离、信号清晰度、注视时间等因素引起调节负荷的改变、调节幅度降低以及调节滞后等，从而影响近视的发生和发展。此外，长期注视屏幕不仅会引起视疲劳，还可能导致眨眼次数减少，进而引发干眼等眼表疾病的发生，从而进一步加重暂时性近视所导致的视物不清。

（四）不合理的饮食习惯

饮食习惯及营养与近视之间的关系存在很大争议，目前尚无定论。食物中蛋白质比例的减少可能与近视的发生有关。然而，在亚洲等以碳水化合物为主的地区，饮食结构的改变，尤其是食物中动物蛋白比例的增加，并未能控制近视的发生及进展。因此，食物中的蛋白质与近视的关系尚不明确。碳水化合物类食物引起的血糖及胰岛素分泌量增加对近视的影响同样尚需进一步验证。

食物中的维生素成分，如维生素 A、维生素 D，以及钙质等营养元素，对近视发生和发展的影响，可能涉及眼球内部结构的生长发育过程。然而，这些元素是否对近视的治疗具有疗效，目前尚无定论。

由此可见，饮食习惯与近视的关系尚不能得出结论，还有待系统地进行分析与验证。

第二节　近视的分类

一、病理分类

按照眼底是否存在病理性损害作为分类标准，将近视分为病理性近视和单纯性近视。

（一）定义

病理性近视患者多由遗传因素造成（多为常染色体隐性遗传），其特点包括：屈光度数较高（一般在 -6.00D 以上，也有研究者认为以 -8.00D 为分界线），眼轴明显超出正常范围，眼底明显变性，视功能受损（矫正视力可能低于正常水平，可能伴有视野、暗适应和电生理异常）。

单纯性近视发病原因由遗传因素和环境因素（如近距离用眼）共同作用。患者的眼轴长度有不同程度的延长，但一般不超过正常范围。屈光度通常在 -6.00D 以下。除了一些患者可能出现窄弧形斑及豹纹状眼底，其他患者的眼底通常正常。此外，单纯性近视患者的视功能正常，矫正视力可以达到正常水平。

（二）临床相关参数和体征

1. 眼轴长度

通常来讲，病理性近视多起于儿童期。这类患者在生长发育的过程中，会经历一系列与近视相关的眼球结构和功能的变化，这些变化往往比单纯性近视更为显著和复杂。

眼轴增长具有快速且显著的特点，长度常常迅速超出正常范围。即使成年后，这一情况也难以得到根本改善，往往呈现持续增长的状态。然而，单纯性近视也存在眼轴延长的特点。因此，仅通过一个单纯的眼轴数值来划分病理性近视和单纯性近视并不客观。

除此之外，对于眼轴"正常范围"这一概念的界定，国内外也存在一定差异。这种差异可能由人种不同、统计方法不同、样本量不同、研究设计不同等多种因素共同决定。

2. 屈光度

与眼轴长度相似，试图通过确定一个屈光度数作为"阈值"来区分病理性近视和单纯性近视并不客观。

也有研究者认为，−6.00D 以上的患者可能患有病理性近视，而 −8.00D 以上的患者则更为确定为病理性近视。

3. 眼底改变

对病理性近视患者进行眼底检查时，医师应特别注意患者的病理性眼底改变，如后巩膜葡萄肿（被认为是病理性近视具有特征性的主要标志）、弧形及环形萎缩斑、漆裂纹、Fuchs 斑、格子样变性、铺路石样变性、色素变性等。此外，还需特别关注患者是否已合并病理性近视并发症，如视网膜脱离、视网膜劈裂、青光眼、白内障、黄斑出血、黄斑牵拉裂孔、脉络膜新生血管等。因为这些并发症被研究者认为是导致视力损伤和致盲的主要因素。

（三）流行病学

病理性近视在亚洲的患病率为 0.9% ~ 3.1%；在大洋洲的患病率为 1.2%。在欧洲，研究者对致盲和低视力损伤的主要因素进行评估后得出的结论是：因病理性近视致盲和（或）造成低视力损伤的比率为 7%；在亚洲，这一比率为 12% ~ 27%。

二、有无调节分类

根据有无调节，可以将近视分为假性近视、真性近视、混合性近视。

（一）调节与近视

毋庸置疑，人类对调节的认识大大推动了近视眼学研究。在视光生理学中，再没有哪一部分像眼调节一样，其观点充满分歧和矛盾。直到近期，我们才真正观察到一些以往只是假说的现象。

调节幅度在脊椎动物中差别很大。鸬鹚的调节幅度可达 50D，鸭子为 70～80D，恒河猴大约为 40D。与这些动物相比，人类的调节能力弱很多。人类一生中所拥有的最强调节力为 10～15D（主观测量）和 7～8D（客观测量），而且仅在儿童期短暂拥有。人类的调节力与年龄呈反比。客观测量法证明人类的调节力每十年下降约 2.5D。故 50 岁左右调节力将完全丧失。

调节是一个动态过程。它通过睫状体肌肉收缩改变晶状体弧度，从而改变屈光度数，最终导致光学度数的变化。在调节过程中，睫状肌收缩，睫状体向眼轴方向移动，悬韧带放松，晶状体直径变小，厚度增加，前表面前移，后表面后退，晶状体前后表面的弧度都增加，晶状体核的厚度也相应增加。这些改变使得眼睛能够聚焦于近处物体。

即使在休息状态下，人眼也保持一定的调节张力。研究者发现，调节张力与屈光度呈反比（屈光度越小，调节张力越大），与年龄呈反比（年龄越小，调节张力越大）。调节力可以通过使用调节麻痹药来部分或全部消除。因此，在临床工作中，我们经常会发现一类患者在使

用调节麻痹药物后验光，近视度数完全消失，呈现正视力或者远视状态。这类近视就被称为"假性近视"；另一类患者在使用调节麻痹药物后，虽然仍然残留近视度数，但近视度数降低的幅度大于或等于 0.5D，这被称为"混合性近视"；最后一类患者在使用调节麻痹药物后，近视度数降低不明显（降低幅度小于 0.5D），这被称为"真性近视"。

（二）假性近视、混合性近视、真性近视的鉴别要点

根据有无调节因素的参与，以及调节因素参与的多少，我们可以对假性近视、混合性近视、真性近视进行分类和鉴别。鉴别要点陈述如下（见表 2-1）。

表 2-1　假性近视、混合性近视、真性近视的鉴别要点

	假性近视	混合性近视	真性近视
发病机制	调节因素为主	调节因素和器质因素（主要是眼轴延长）混合作用	眼轴增长的器质性病变
调节麻痹后	近视消失，呈现远视或正视状态	近视屈光度降低（降低幅度大于等于 0.5D），但仍然近视	近视屈光度无明显降低（降低幅度小于 0.5D）
眼底改变	一般无眼底改变，或仅有窄的颞侧弧形斑	眼底正常或仅有较窄的颞侧弧形斑，可有豹纹状眼底，通常没有明显的近视性病理改变	可有近视性的病理变化，眼底除豹纹状眼底和有较大的弧形斑或环形斑外；还可能有各种近视性病理变化

三、按屈光要素分类

眼的屈光要素由眼轴长度（Axis Longitude，AL）、角膜屈光力（Cornea Diopter，CD）、前房深度（Anterior Chamber Depth，ACD）、玻璃体腔深度（Vitreous Depth，VD）、晶状体厚度（Lens Thickness，LT），以及各屈光介质的不同折射率共同组成。任何一个屈光要素的改变都可能引发近视。根据改变的要素不同，近视可以分为轴性近视和屈光性近视。屈光性近视又可以分为曲率性近视、屈光指数性近视。

（一）轴性近视

轴性近视（Axial Myopia）是由于患者的眼球前后轴延长，导致物体成像焦点前移，无法在视网膜上准确成像。几乎所有病理性近视都属于轴性近视。除假性近视外，大部分单纯性近视也属于轴性近视。部分继发性近视，如形觉剥夺性近视（例如青少年时期因角膜瘢痕导致视物模糊）、马方综合征、脉络膜炎或巩膜炎继发的近视，也属于轴性近视。在部分全身性结缔组织改变引起的近视中，除了因晶状体异位或小球形晶状体引起的曲率性近视外，其他类型的近视也可能伴随眼轴延长。由于肿块压迫眼球赤道部引起眼轴延长以及巩膜环扎术导致的眼轴延长等特殊类型的近视也属于轴性近视。

（二）屈光性近视

1. 曲率性近视

角膜曲折力及晶状体曲率改变引起的近视称为曲率性近视。由于角膜及晶状体曲率增大，物象聚焦于视网膜前，进而引起近视。

（1）角膜疾病

角膜曲率半径缩小，导致角膜屈光力增加，进而引起近视。导致此类近视的疾病包括先天性小角膜和圆锥角膜。角膜炎遗留瘢痕、翼状胬肉或眼外伤改变角膜形态，影响角膜曲率半径，引起近视或散光，这些都属于曲率性近视。

（2）晶状体疾病

晶状体曲率半径缩短会导致屈光力增加，从而可能引起近视。引起晶状体曲率改变的疾病包括：①小球状晶状体：先天性小球状晶状体的晶状体曲率半径较短，导致晶状体屈光力增加，从而导致高度的近视；②圆锥晶状体：可分为前圆锥晶状体和后圆锥晶状体。前圆锥晶状体是指晶状体中央呈锥形向前隆起。后圆锥晶状体则是后表面呈球形向后隆起，也可能导致高度近视；③晶状体异位：由于悬韧带薄弱或缺失，导致晶状体失去均衡的牵拉力，使晶状体形状随晶状体囊膜的自然张力改变，导致晶状体半径及曲率半径均缩短。因此，在有晶状体的部位形成近视性屈光不正，而在无晶状体的区域形成远视性屈光不正。

（3）医源性曲率性近视

常见于角膜缝合手术后，以及植入过度矫正的人工晶状体或过度矫正的角膜屈光手术引起的近视。

2. 屈光指数性近视

由于眼屈光介质的折射率增加而引起的近视。从理论上讲，角膜、晶状体、房水和玻璃体的折射率增加都可以引起近视。然而，在实际临床工作中，最常见的屈光指数性近视是由老年性白内障引起的。其发病机制在于：随着年龄的增长，晶状体核逐渐硬化，进一步发展成核性白内障。硬化的晶状体核折射率增加，引起晶状体近视性屈光力增加。在中老年患者中，发生的近视多属于这一类。从这个角度看，屈光指数性近视很常见。尤其在热带地区和高原地区，白内障的发病率较高，比如我国的海南、西藏等地。

四、按发病时间分类

（一）先天性近视

先天性近视是指出生时即存在的近视。先天性近视可以于遗传因素和非遗传因素引起。由遗传因素导致的先天性近视，通常是由于基因改变所致，并且可以遗传给下一代。而感染（如孕妇感染风疹病毒）、外伤等则属于非遗传因素，它们导致的近视不会通过基因传给后代，属于非遗传性的先天性近视。

早产儿先天性近视是先天性近视的主要临床类型之一。胎儿在发育过程中，近视度数会逐渐降低。通常，足月出生的婴儿（孕期 37 ～ 43 周）在出生时的近视屈光度可以自行消失，并转化为远视屈光。而对于非足月出生的新生儿进行屈光度检查时，往往可以发现不同程度的近视。早产儿的近视可能会随着年龄的增长逐渐减轻，甚至转变为远视状态。

（二）婴幼儿近视

婴幼儿性近视在出生后至 6 岁之间较为少见。部分病理性近视的患儿在婴幼儿时期开始发病，形成婴幼儿近视。一些患有新生儿视网膜病的婴儿也可能在这个时期表现出近视。

（三）早发性近视

早发性近视通常发生在小学至高中的青少年中（7 ～ 18 岁）。事实上，大多数近视（70% ～ 90%）都在这个阶段出现。这一阶段的青少年生长发育迅速，课业繁重，近距离用眼负荷大。不论是由于遗传和环境因素共同作用的单纯性近视，还是病理性近视，都可能在这个时期被触发。一旦发生早发性近视，近视屈光的进展往往较快，度数也较高。从调节机制来看，早发性近视的调节张力较高，调节迟滞较轻。早发性近视主要与眼轴延长相关，与角膜和晶状体屈光力的改变关系较小。

与婴幼儿流行病学调查结果相似，早发性近视的患病率在不同种族、不同国家、不同年龄阶段和不同生活环境中也存在显著差异。

（四）迟发性近视

迟发性近视发生在 19 ～ 64 岁人群中。基本上均为单纯性近视，成年期起病的病理性近视较少见。一般多见于需要高强度近距离工作的人群。与早发性近视相比，迟发性近视通常进展较慢，最终的屈光度数也较低，通常为低度近视，很少出现眼底病理性改变。从病因来看，迟发性近视也是由遗传因素与环境因素共同决定的，不过环境因素在其发展中所起的作用可能比早发性近视更为重要。迟发性近视的主要原因仍然是眼轴延长。从调节因素来看，相较于早发性近视，迟发性近视的张力性调节度数较低，但在持续近距离用眼后发生的暂时性近视和张力性调节的增高则较为明显。

（五）老年性近视

老年性近视主要发生在 65 岁以上的老年人群中，其患病率在老年人中再次升高。临床上，最常见的老年性近视主要由老年性白内障引起。通过进行白内障摘除联合人工晶状体植入手术，老年性近视可以得到有效消除。

（六）流行病学调查

研究者对不同年龄阶段和不同地区的人群进行了大规模的近视患病率调查。

近视的患病率随着年龄的变化而变化，整体趋势是：婴幼儿时期较低，学龄时期达到顶峰，青壮年时期下降，老年时期又上升。此外，亚洲人群的患病率高于非亚洲人群，农村人口的患病率高于比城镇人口。

第三节　视力检查

一、视力表分类

①按设计距离分为远视力表和近视力表。

②按视标形状，视力表分为 E 字视力表、环形 C 字视力表、字母视力表、汉字视力表以及儿童图形视力表。

③按视标显示的方式分为卡片视力表、灯箱视力表、投影视力表、屏显视力表。

④由于国际上不同地区在不同时期使用的视力表不尽相同，因此在相关研究文献中，视力记录的方式也有所不同。

二、视力检查注意事项

（一）视力测量的距离

目前，关于远视力检查的标准距离，各国有所不同。英国为 6 米，美国使用 20 英尺（约 6.1 米），而欧洲各国和我国都采用 5 米。进行视力检查时，首先需要了解所使用的视力表视标的标准检查距离。确保被检查者的双眼与视力表之间的水平距离与标准检查距离相等，且双眼的高度与 1.0 一行的视标相同。

（二）环境亮度

环境的照度或灯箱的亮度会直接影响视力的测量结果。在低照度下，视力随着照度的增加迅速提升，当达到较高照度时，视力提升的速度减慢，并逐渐趋于饱和。新的国家标准视力表对视力表应用中的亮度和照度做出了新的规定：如果使用直接照明法，照度应不低于 300 勒克斯（lx）；如果使用背光法（如视力表灯箱或屏幕显示），则视力表白底的亮度应不低于 200 坎德每平方米。照明应力求均匀、恒定、无反光且不眩目。

（三）距离校正

从较大的视标开始逐行测量被检眼能辨认的最小行视标，辨认正确的视标数应超过该行视标总数的一半，记下该行视标的视力记录值，即为该眼的视力。若视力低于 4.0（0.1），可采用以下方法测定：受检者直接走到远视力表前 1 米处，测得的 5 分记录值须减去校正值 0.7，此时远视力表可测 3.3 ～ 4.6

（0.02～0.4）的视力；受检者向远视力表走近至左侧所列的某一检查距离时，测得的5分记录值加上相应校正值后即为其实际视力。

（四）特殊方法

裸眼视力达不到正常水平者，应常规检查小孔视力。小孔片可以增加眼球的景深，减少屈光不正造成的像差，从而提高视力。若小孔视力比裸眼视力提高两行，提示被检查者可能存在屈光不正。对于有异常头位和眼球震颤的患者，必要时应检查双眼视力与单眼视力，以及歪头时与正位时的视力，以便分析眼球震颤和异常头位对视力的影响。

三、验光

（一）验光概述

验光，即眼睛的屈光检查，是指检查眼睛的屈光状态。在眼睛的调节松弛的情况下，验光检查平行光线是否能清晰成像在视网膜上。能清晰成像的是正视眼，不能清晰成像的是非正视眼，也称为屈光不正。如果是屈光不正，还需要定量地确定需要加上怎样的球镜和柱镜才能清晰成像在视网膜上，这就是屈光不正度。

验光方法可分为客观验光和主观验光。客观验光是通过检查者直接观察光线的聚焦状态来确定屈光不正的程度；主观验光则是通过受检者达到最佳视力来确定。客观验光和主观验光是密切相关、不可分割的两种方法。

验光的基础是在眼睛调节放松的状态下进行。然而，对于年龄较小或调节紧张的受检者，在验光过程中很难保持眼睛的调节放松状态，这时需要考虑使用睫状肌麻痹剂进行验光。根据是否使用睫状肌麻痹剂，验光可以分为散瞳验光和小瞳验光。使用睫状肌麻痹剂的是散瞳验光，不使用的是小瞳验光。

使用睫状肌麻痹剂使睫状肌一定程度麻痹，调节力有所减退。在瞳孔散大的状态下，采用客观验光和主观验光的方法进行验光。散瞳验光适用于调节力较强、难以在验光过程中达到并维持调节松弛状态的受检者，通常用于婴幼儿和青少年的验光、调节性内斜视的受检者，以及怀疑调节紧张的成年人。

常用的睫状肌麻痹剂有阿托品、托吡卡胺和环喷托酯。睫状肌麻痹剂会导致瞳孔散大和调节力麻痹，散瞳后的患者可能会出现畏光和近视物模糊的现象，这是正常反应。可能出现的不良反应包括口渴、面部潮红、心率加快、发热等轻微症状，极少数情况下可能会出现急性眼压升高或严重过敏反应。在此情况下，应立即停药并送医进行紧急处理。

阿托品是睫状肌麻痹作用最强的药物，药效持续时间较长。常用的 1% 阿托品眼膏通常需要使用 3 天，其恢复时间较慢，通常需要 2～3 周。一般适用于年龄较小（如小于 6 岁）、存在眼位偏斜或调节紧张、对快速散瞳剂效果不理想的患者。

托吡卡胺是一种广泛使用的快速睫状肌麻痹剂，具有短暂的药效。用于验光时，通常在被检眼滴药 3～4 次，每次间隔 5～10 分钟，最后一次滴药后约20 分钟即可进行验光。其药效消退较快，一般在 6～8 小时内消失。其缺点是睫状肌麻痹作用相对较弱，对于调节力很强或过度紧张的人，可能仍会导致验光结果出现偏差。

环喷托酯也是一种快速睫状肌麻痹剂，其药效比托吡卡胺更强，恢复时间也比托吡卡胺更长。调节力的恢复大约需要 8 小时，而瞳孔的恢复大约需要 1 天。

（二）客观验光

客观验光是通过电子设备（如电脑验光仪）或光学设备（如检影镜）直接检查和测量受检者屈光状态的过程。在此过程中，受检者无须要做出任何判断或回答问题，这是与主观验光最大的区别。

客观验光主要包括电脑验光和检影验光。

1．电脑验光

（1）原理

电脑验光是通过电脑验光仪（也称自动验光仪）自动检测被检眼的屈光状态。电脑验光仪以红外线为光源，通过一系列光学装置检测和分析眼球的反射光信号，从而得出被检眼的屈光度数和散光轴位。电脑验光仪操作简便，即使没有屈光专业知识也能轻松操作，结果快速获得，对散光的度数和轴位测量通常比较准确。但由于设备性调节反射或操作不当可能引起检查结果的偏差。电脑验光主要用于初步确定屈光度，为验光师进行检影验光和主观验光提供参考或起始的度数，不宜直接将电脑验光的结果作为屈光检查的最终结果，更不能直接作为配镜处方。

大多数电脑验光仪的原理是基于检眼镜的。红外光源进入眼球后，通过仪器内部光学组件的相对位置调整，改变光束的聚散状态，使其聚焦在被检眼的视网膜上。然后，通过仪器的光学状态计算被检眼的屈光度。

（2）方法

电脑验光仪分为台式和手持式两种。受检者的头部固定在仪器前方，检查者操作电脑验光仪，通过显示屏调整测量位置，然后由电脑验光仪自动测量受检眼的屈光度。

①操作步骤

A.开机。B.让受检者坐好，调整升降台的高度，并调整下巴托的高度，使受检者的下巴放在下巴托上，额头紧贴额托，眼角对准下巴托支架的标记线。C.检查者调整电脑验光仪的位置，分别对准受检者右眼和左眼，准确对焦后，自动或手动地分别进行测量，一般每侧测量 3～5 次。D.打印结果。

②注意事项

A.使用台式电脑验光仪对儿童进行检查时，儿童可能需要跪在凳子上或站在地上，以达到合适的高度。B.进行测量时，尤其是儿童，应注意保持头部位置固定。C.先测量右眼还是左眼并无影响。D.请将镜眼距的数值设置为在 12 厘米。E.对于屈光介质混浊的受检者，可以先通过检影判断视网膜反光最明显的区域，进行电脑验光时对准该区域进行测量，不一定需要对准瞳孔中央；此时可以将电脑验光仪的状态设为"人工晶状体"，仅测量小范围的屈光度，以提高成功率。

2. 检影验光

检影验光是最重要的客观验光方法之一。通过检影镜发出的光线照亮被检眼的视网膜，并通过检影镜的观察孔观察被检眼视网膜的反光。通过以特定方式摆动检影镜，观察被检眼视网膜反光的动态，从而判断和确定被检眼的屈光状态数值。在检影过程中，被检者只需注视前方特定的视标，而不需要回答任何问题。如果被检者是婴儿或动物，无法注视特定的视标，可由验光师判断眼轴的方向，在合适的角度进行检影。因此，检影验光适合于绝大多数需要验光的情况，包括婴儿、智力障碍者、文盲、耳聋者、动物、严重低视力等难以进行主观验光或电脑验光的情形。检影验光可以让验光师直观判断镜片对被检者瞳孔区域聚焦成像的效果，使验光师感到"踏实"和"心里有数"，这是电脑验光和主观验光所无法提供的。

（1）原理

①检影镜。检影镜的基本光学结构是将光源置于高度数凸透镜的焦点范围内，通过凸透镜形成特定的发散光束，再通过平面镜改变方向，成为水平方向的发散光束，投射进受检者的眼中。从受检者的角度看，就像远处光源发出的光线照射到眼睛。

检影镜的光源可分为点状光和带状光。点状光投射出的是圆形的光斑，而带状光投射出的是条带状的光。相对而言，带状光在检查不同子午线方向的屈光度时更为精确，因此目前检影主要使用的是带状光检影镜。

②影动。检影时观察的是受检者的视网膜的反光，定位视网膜反光的共轭点，即被检眼的远点。如果视网膜反光为平行光线，聚焦在无穷远处，则被检眼的远点在无穷远，即正视眼。如果视网膜反光为会聚光束，会聚点在 1 米处，则被检眼的远点在眼前 1 米，即 −1.00D 近视眼。如果视网膜反光为发散光束，反向延长线聚焦在眼球后 1 米处，则为 +1.00D 远视眼。

检影时，检查者和受检者之间必须保持特定的工作距离，此工作距离将作为标准参照距离，并以此进行验光结果的换算，因此不能随意改变。最常用的工作距离是 50 厘米，也可用 67 厘米和 1 厘米。以下将以工作距离为 50 厘米为例进行说明。

检影时，检查者通过检影镜将光束投射到受检者的眼中，并通过检影镜的窥孔观察被检眼瞳孔区域的视网膜反光。当摆动检影镜时，视网膜反光会随之运动，形成三种影动：

A. 顺动：视网膜反光的运动方向与检影镜光带相同。当视网膜反光的聚焦位置在检查者之后，即大于 50 厘米时，看到的都是顺动。平行光束、发散光束以及会聚点大于 50 厘米的会聚光束都符合条件。因此，顺动说明被检眼的屈光状态为正视眼、远视眼或低于 −2.00D 的近视眼。

B. 逆动：视网膜反光的运动方向与检影镜光带相反。当视网膜反光位置在检查者之前，即小于 50 厘米时，出现逆动。逆动说明被检眼的屈光状态为大于 −2.00D 的近视眼。

C. 中和：视网膜反光不出现运动，而是全亮或全黑的突然变化。当视网膜反光的位置刚好在检查者眼前，即 50 厘米时，出现中和。中和说明被检眼的屈光状态为 −2.00D 近视。

③对影动进行中和。在三种影动中，只有中和是定量的，而顺动和逆动都是定性不能定量的。因此，要确定被检眼的屈光度，必须利用中和状态。当看到顺动或逆动时，需要在被检眼前加上适当的镜片，使其达到中和。这是检影最重要的步骤。

当视网膜反光呈顺动时，说明其聚焦位置大于 50 厘米，要将其移动到 50 厘米处，应加正球镜。同理，逆动时应加负球镜。检查者通过观察视网膜反光的亮度和速度，迅速找到能够达到中和状态的镜片，这是检查者必须具备的技能。

④换算工作距离。在达到中和状态时，被检眼的视网膜反光聚焦位置位于检查者眼前，即 50 厘米处。此时用于中和的镜片并没有完全矫正该眼的屈光不正，而是将其变为 −2.00D 的近视。因此，要完全矫正该眼的屈光不正并获得正确的屈光度数，必须进行工作距离的换算。方法是加上工作距离对应的负球镜度。例如，若工作距离为 50 厘米，加上 −2.00D；工作距离为 67 厘米，则加上 −1.50D。

（2）模型眼检影方法

设备：模型眼、检影镜、镜片箱、练习用小镜片。

模型眼是练习检影的入门工具，对模型眼检影熟练之后才能对真人进行检影。

模型眼的结构是一个镜筒，模拟眼球的眼轴长度。镜筒后方可以进行长度的调整，以模拟眼轴长和短的屈光状态。模型眼的正面有一个孔，模拟眼的瞳孔。小孔之后是一个高度数的凸透镜，模拟角膜和晶状体，起屈光作用。当检影镜光带投射进入模型眼时，调整模型眼的眼轴，可以使眼底反光成为平行光线，此时模型眼的屈光状态为正视眼。在正视化的模型眼前加上特定度数的小镜片，可以模拟任意的屈光不正状态，以此进行检影的练习。

①球性屈光不正的检影。

A．校正模型眼

a．反复练习以确保能较快地将自己的视轴通过检影镜与模型眼的瞳孔轴对准。

b．检查并维持工作距离（50厘米、67厘米或1米）。

c．调整模型眼的后背至最短长度，使检影镜位于平面镜位置，摆动检影镜时观察顺动。

d．将模型眼的后背调整至最大长度，使检影镜位于平面镜位置，摆动检影镜时观察逆动。

e．将模型眼后背的标尺调整至0值。如果使用50厘米的工作距离，则在模型眼上加上+2.00DS镜片，然后从50厘米的工作距离观察影动，观察中和状态。

f．观察中和点后，向模型眼靠近一些，这时的影动将变为顺动；移远一些将变为逆动。

B．球性屈光不正的模型眼检影

a．在正视状态（刻度为0）的模型眼上放置一块无散光的小镜片，以制造特定的球性屈光不正。

b．保持50厘米的工作距离开始检影，观察影动的动态是顺动还是逆动，并注意影动的亮度和速度。亮度越亮、速度越快，表示离中和状态越近。

c．加球镜以获得中和状态：顺动加正镜，逆动加负镜。如果影动慢、亮度暗，可以直接加上较高屈光度的球镜；如果离中和点比较接近，则以0.25D的幅度进行换片。

d．换算工作距离的屈光度：如工作距离为 50 厘米，则加上 −2.00D，得出所测模型眼的屈光度。

C．中和状态的确认

中和状态下的确认方法有三种：

a．在中和状态下，如果向前移动，减少工作距离，将看到顺动；向后移动，增加工作距离，将看到逆动。

b．将检影镜的推板拉到最低位置，检影镜处于凹面镜状态，此时应该仍然保持中和状态。

c．试验性加上 +0.25D，应出现逆动；加上 −0.25D，应出现顺动。

D．高度球面性屈光不正的检影

如果屈光不正度高，将出现假中和现象，有以下处理方法：

a．减少工作距离，也就是移近模型眼，使影动容易分辨。

b．将检影镜的推板拉到最低位置，使其处于凹面镜状态，此时影动可能会变得明显，但此时的影动方向与推板处于正常位置时的影动方向正好相反。

c．试验性加上高度数的正镜或负镜，可以使影动变得明显的是加片的方向。

②散光的模型眼检影。

A．球镜中和法

a．正视化模型眼，加上一块有散光的小镜片，制造含特定散光的屈光不正。

b．360°旋转检影镜光带，寻找破裂现象、厚度现象和剪动现象。

如果屈光不正是球面性的，瞳孔内的反光会与受检者面上的裂隙光带连续，即不存在破裂现象；如果屈光不正是散光性的，瞳孔内的反光可能不与受检者面上的裂隙光带连续，即存在破裂现象。

当 360°旋转光带时，球面性的屈光不正表现为瞳孔内反射光的厚度保持一致，而在散光性屈光不正中则表现为各个方向厚度的不一致，这即为厚度现象。

在散光性屈光不正中，当光带扫过受检者瞳孔时，如果光带的轴向与受检者的两个主子午线之一的轴向一致，则瞳孔内的反光将随着光带在受检者面上平行移动。而当光带的轴向不与两主子午线之一致时，瞳孔内的反光将与受检者光带的移动方向不一致，这即为剪动现象。在球面性屈光不正中，不存在剪动现象。

c．用上述三种现象确定该散光眼的两条主子午线的方向。

d．用球镜中和其中一条主子午线方向的影动，并在光学十字上记录。

e．取下刚才所加的球镜，用另一球镜中和另一条主子午线方向的影动，并在光学十字上记录。

f．分别换算工作距离，并转换为球柱联合的表达式。

B．球柱镜中和法

a．通过观察破裂现象、厚度现象和剪动现象，可以发现并确定散光眼的两条主子午线的方向。

b．用球镜中和其中一条主子午线方向的影动。

c．不要取下该球镜，将检影镜光带转至垂直方向，观察另一条主子午线方向的影动。此时，应看到有一条与检影镜光带方向相同的散光带在顺动或逆动。

d．添加相应的柱镜：顺动时加正柱镜，逆动时加负柱镜。柱镜的轴向与散光带的方向相同，调整至中和该主子午线方向的影动。

e．记录用于中和的球镜度、柱镜度和轴向。

（3）真人检影验光

设备：检影镜、镜片箱、试镜架、视力表。可用综合验光仪代替镜片箱和试镜架。

①准备

A．受检者取下眼镜，佩戴适合其瞳距的试镜架。B．检查者与受检者双眼处于同一高度。C．指导受检者在检查过程中保持双眼睁开，并向其解释：请注视远处的视标，我会将一束光投射进你的眼睛，你不需要关注那束光，只要需一直看着前方即可。如果我的头挡住了你的视线，请告诉我。D．在检影过程中，检查者的双眼应保持睁开。E．正确的检影姿势：右手持检影镜，用检查者的右眼检查受检者的右眼；左手持检影镜，用检查者的左眼检查受检者的左眼。F．在检影过程中，注意保持准确的工作距离。G．将房间的光线调暗，尤其在小瞳孔状态下。

②步骤

A. 让受检者注视远处的视标，先检查受检者的右眼。B. 旋转检影镜光带，通过观察破裂现象和剪动现象判断受检是否有散光。C. 若屈光不正是球性的，观察影动是顺动还是逆动，通过加相应的球镜使其达到中和状态。D. 对于散光的检影，首先判断两条主经线的方向，用球镜中和其中一条主经线，另一条主经线用球柱镜中和。E. 保留右眼试镜架上的中和镜片，重复步骤 B～E 检查左眼。F. 中和了左眼后，再复查右眼，如有需要，适当调整球镜和柱镜度数。G. 将双眼度数分别换算为工作距离，得出静态视网膜检影的结果。H. 测量受检者的矫正视力。

③记录

分别记录双眼检影的屈光度及矫正视力。

四、主观验光

（一）概述

主观验光：检查者通过特定步骤，让受检者不断比较不同镜片在清晰度或其他视觉感受上的差异，根据受检者的判断来更换镜片，最终获得屈光检查结果。主观验光非常注重检查者与受检者之间的直接沟通交流。检查者需指导受检者在整个检查过程中保持专注做出正确判断，同时要让受检者始终保持轻松平和的心态。完整的主观验光步骤复杂，耗费检查者和受检者的时间和精力远大于客观验光，但主观验光的精确程度是客观验光无法比拟的。人眼对清晰度的判断非常敏感，只要受检者的矫正视力良好，每次判断都快速准确，主观验光的结果会非常准确。由于主观验光的步骤复杂，换片次数较多，使用综合验光仪进行验光，可以使换片操作更加简便，大大缩短主观验光的时间，因此逐渐成为验光的标准设备。

主观验光分为单眼主观验光和双眼主观验光。单眼主观验光又分为球镜度确定的方法和散光确定的方法，步骤是先进行第一次球镜度的确定，然后进行散光的确定，再进行第二次球镜度的确定。双眼主观验光不再确定散光，只是调整双眼的球镜度，使双眼达到调节平衡的状态。

球镜度确定的方法有雾视法和红绿试验；散光确定的方法有交叉柱镜片、散光表和裂隙片；双眼平衡的方法有交替遮盖和棱镜分离。

（二）原理

1. 雾视法

雾视法是确定球镜度的基本方法，其原理是先通过加正镜使焦点前移至视网膜之前，从而制造雾视状态。雾视的目的是避免受检者使用调节，因为调节会使焦点进一步前移，增加视标的模糊程度。在雾视之后，通过去雾视的步骤，即逐步增加负镜，使焦点逐渐向视网膜移动，从而逐步提高被检眼的视力。以被检眼达到最佳视力的度数作为球镜度的终点。此时的球镜度是达到最佳视力的最高正镜度数（Maximum Plus to Maximum Visual Acuity，MPMVA），也将整个雾视法的过程称为 MPMVA 的确定过程。

2. 红绿试验

红绿试验是确定球镜度的辅助方法。其原理是利用红光和绿光进入眼球时折射程度的差异。红光的波长较长，折射程度较小；绿光的波长较短，折射程度较大。如果红光的焦点和绿光的焦点分别位于视网膜两侧相同的距离，则认为人眼对黄光最为敏感的焦点正好位于视网膜上，达到最佳的聚焦状态。让受检者注视红色和绿色背景的视标，或交替将红色和绿色滤光片置于被检眼前，让受检者分辨红绿两边的清晰度差异。若红色背景的视标较清晰，说明红光的焦点更接近

视网膜。视网膜上，黄光的焦点在视网膜之前，处于雾视法的欠矫状态，应加负镜；绿色背景的视标清晰，说明绿光的焦点更接近视网膜，黄光的焦点在视网膜之后，处于雾视法的过矫状态，应加正镜。

3. 交叉柱镜片

交叉柱镜片检查是确定散光的标准方法，也是唯一精确测量散光的方法。交叉图柱镜片（又称杰克逊交叉圆柱镜，Jacson Cross cylinder）是屈光度分布为 ±0.25D 或 ±0.50D 的正交柱镜，两条主子午线方向的屈光度相同，但符号相反，等效球镜度为零。由于交叉柱镜片的等效球镜度为零，即加上之后不会改变

焦点或最小弥散圈的位置，因此检查在球镜度足矫的状态下进行，此时被检眼达到最佳视力，敏感程度最高。

交叉图柱镜片检查分为确定有无散光、确定散光轴位和确定散光度数三个方面。在眼前加上交叉柱镜片，可以使原来的焦点变为前后两条焦线，或使原来的两条焦线的方向和间距发生改变。将交叉柱镜片进行翻转，翻转的两面分别形成不同的焦线效果，其中一面必然更接近于真实的眼部散光，受检者会感觉更清晰。根据受检眼的判断，对散光轴位和度数进行调整，直至翻转的两面清晰度相同为止。

4. 散光表

散光表是用于确定散光的一种补充方法，由于需要在雾视状态下进行检查，因此并不是一种精确的方法。散光表的原理是，当散光眼在未戴散光片的情况下，光线通过眼球形成史氏光锥，前后两条焦线的方向就是该眼散光的两条主子午线。让被检查者注视散光表，感知散光表上线条最清晰和最模糊的两个方向，这两个方向即为散光眼的两条主子午线。确定主子午线后，再进一步确定柱镜度。

由于散光眼的两条主子午线可能位于视网膜之前或之后，会受到调节的影响。为了避免这种误差，首先在被检眼前加适当的正球镜，使整个史氏光锥前移，使两条焦线都位于视网膜之前，这样调节就不会影响轴位的判断。因此，在使用散光表检查时，初始状态下不能加任何柱镜，且要先进行雾视。

散光表用于确定散光轴位的方法是：被检眼感觉最清晰的线条方向是离视网膜最近的焦线方向，所加负柱镜的轴位需与该方向垂直。可以使用"乘30"的法则，即最清晰的线条对应的钟点乘以30，即为所加负柱镜的轴位。例如，如果被检眼感觉3点钟方向的线条最清晰，负柱镜的轴位为90°；如果被检眼感觉2点钟方向的线条最清晰，则负柱镜的轴位为60°。

5. 双眼平衡

双眼平衡的目的是使双眼的调节达到平衡。单眼主观验光过程耗时较长，在此期间，很难确保被检眼始终处于调节松弛状态。因此，在单眼主观验光之后，需要使双眼处于相同的调节状态。双眼平衡的方法主要通过调整双眼的球镜度来实现，而散光一般不需要调整，因为散光通常不受调节因素的影响。

理想的双眼平衡方法是在双眼同时注视的情况下，将注视目标分离开。要实现这一目的，可以使用棱镜或偏振镜，并在综合验光仪上进行操作。如果不使用综合验光仪，也可以采用交替遮盖的方法进行双眼平衡。然而，交替遮盖并不是真正意义上的双眼同时注视，只是快速地变换注视眼。由于变换速度快，眼睛来不及调节状态。

如果双眼的最佳矫正视力相等，可以将视力相等作为调节平衡的标志；如果最佳矫正视力不相等，则需要使用红绿双眼平衡的方法。

五、眼底常规检查

（一）直接检眼镜

1．直接检眼镜的构造

直接检眼镜检查是眼科常用的检查方法。直接检眼镜由镜头、手柄和电源组成，它包括两个系统，即照明系统和观察系统。照明系统包括灯泡、聚焦透镜和反射镜，观察系统包括窥孔和聚焦（补偿）系统。一般常见的直接检眼镜窥孔直径为 3 毫米，检查者透过该孔检查患者对侧的视网膜。观察系统的光路轴线稍微偏离照明系统的光路轴线，这样的设计是为了避免检查时角膜反光的影响。聚焦（补偿）系统用于中和检查者和患者的屈光度，通过转盘上的透镜进行屈光补偿，使检查者能清晰地观察到患者的视网膜。

2．直接检眼镜的检查方法

检查前，一般不需要散瞳；若屈光介质混浊或需详细查看全视网膜情况时，则应散瞳。可以滴 0.5% ～ 1% 的复方托品酰胺 1 ～ 2 次以扩瞳。对于 40 岁以上的患者，则使用 2% ～ 5% 的去氧肾上腺素溶液扩瞳，并在检查后滴缩瞳药。散瞳前的注意事项包括：先用裂隙灯检查被检查眼的眼前节，观察周边房角是否大于 1/4 中央角膜厚度且眼压正常，只有在这些条件满足时，才可进行散瞳。直接检眼镜检查方法简单易行。检查时，患者采取坐位，医生可取坐位或立位。检查右眼时，医生用右手拿检眼镜，站在（或坐在）患者的右侧，用右眼观察眼底。检查左眼时则相反，医生用左手拿检眼镜，站在（或坐在）患者的左侧。检查时患者不戴眼镜，但医生可以戴眼镜。医生与患者尽量靠近，但不要触及患者的睫毛和眼部、面部。在检眼镜的光线透入被检眼内的同时，可通过观察孔窥见患者的眼底。观察孔内装有 –25D ～ +25D 球面透镜转盘，可用于检查时矫正检查者与受检者的屈光不正。如不能看清，可用食指旋转正、负球面透镜转盘，从而获得得清晰的眼底图像。

检查时，嘱咐患者平视正前方。首先，将直接检眼镜置于被检查者眼前约 10 厘米处，使用 +8D 左右的镜片观察玻璃体。接着，逐渐靠近被检查眼至约 3 厘米处，用食指旋转正负透镜转盘，以调节屈光补偿，直至看清视神经乳头。然后，沿着血管走向检查视网膜，最后检查黄斑区，以避免强光照射黄斑区后导致患者无法继续配合。若让患者注视光源或将直接检眼镜偏向鼻侧观察时，可以准确检查到黄斑区。若要观察周边视网膜，可让患者尽量朝该检查方向注视。

3．直接检眼镜的优缺点

直接检眼镜是用于检查眼屈光介质和视网膜的仪器。它的优点包括：①眼底图像的放大倍数大，约为 15 倍，可观察到细微结构，并且为正像。②能测量屈光度，且直接检眼镜便于携带。③检查方法简单易学。缺点包括：①所看到的眼底范围较小，视野范围为 10°～12°，观察病变范围有限。②易受轻度屈光介质混浊的影响。

（二）间接检眼镜

1．双目间接检眼镜的检查方法

（1）调试

检查者先将额带戴在额部，旋转旋钮以固定额带，使其受力均匀并保持舒适，使目镜尽量靠近检查者的双眼，以便成像的视野相对较大。接着调整目镜的瞳距，一般选择检查者面前 50 厘米距离的一个物体为目标，通常是检查者自己的拇指。调整光源和双眼前的目镜，使拇指位于双眼的正前方。最后上下调整照明光斑的照射角度，使其位于检查者视野的中上 2/3，以便光线进入眼底进行观察。检查者用拇指和食指握持间接前置镜，以无名指及小指靠在受检者额部作为支撑，将前置镜置于离检查者一臂长的距离，并在受检者眼前 4 ～ 9 厘米范围内前后移动，直至看到清晰的眼底影像。前置镜凸度较大的一面（有银白色圈）朝向检查者，另一面朝向受检者，有时需要轻微倾斜以避免镜面的反光。

（2）检查流程

检查前常规排除青光眼后进行散瞳。检查时，受检者采取坐位或卧位，检查距离约为50厘米。首先检查上方的视网膜，然后按照一定顺序检查周围的视网膜（可顺时针或逆时针），最后降低光源亮度检查后极部。当需要检查周边的视网膜时，可嘱咐受检者尽力向该方向注视，以便观察周边的视网膜。此外，还可用右手中指佩戴巩膜压陷器，进行局部加压以便观察。检眼镜上配有半透明、半反射的侧视镜，可用于示教。

2. 双眼间接检眼镜的检查技巧

间接检眼镜可以将眼底放大约4倍，所见图像为上下、左右均颠倒的倒像。因此，检查者需要经过一个阶段时间的训练，以便熟练而准确地将所见图像转换为真实的眼底图像。

检查的技巧：①为了检查不同方位的视网膜，必须同时移动前置镜和患者的眼位以便观察。②被检眼、手持前置镜及检查者头戴的双目间接检眼镜必须保持同轴，这样，照明光线才能达到所要检查的部位。

3. 双目间接检眼镜的优点

①观察视野范围广，易于发现视网膜病变，且观察病变比较全面。

②照明亮度高，在晶状体、玻璃体等屈光介质透明度差的情况下，也可看清。

③由于是双目观察，因此立体感较强，景深较宽，对于视网膜脱离、肿物等位于不同平面的病变，观察较为直观。

④用于检查新生儿、卧床的患者时，操作较为方便。

近期，国内一些具备条件的医院开展了双目间接检眼镜下的激光治疗。通过安装在双目间接检眼镜上的激光光柱，在观察眼底的同时，可随时进行视网膜光凝。虽然双目间接检眼镜下的激光治疗在国内应用时间较短，但其独特的治疗优势已经显现，特别适用于配合度较差的儿童和老人，使那些无法使用裂隙灯激光和眼内激光的患者得到了必要的治疗。

（三）前置镜

前置镜检查是目前进行眼底检查的一种快捷、方便、非接触的方法。它可以在裂隙灯下对整个视网膜进行快速检查，是目前眼科常用的眼底检查方法。

1．前置镜的种类

目前常用的有 +78D、+90D 及广角前置镜三种。+90D 及广角前置镜的观察范围最广，+78D 的范围稍小。一般来说，屈光数值越大，放大倍率越低，可见范围越大。通过前置镜观察病变位置的关系类似于间接检眼镜，所见图像是上下、左右均颠倒的完全倒像。

患者坐在裂隙灯显微镜前，下巴放在下颌托上，额部紧靠额带，不得移动。医生坐在患者对面，左手拇指和食指持前置镜（凸面朝向患者），放置于患眼前方约 5 毫米处，中指、无名指和小指靠在额带上，中指还可在检查下方视网膜时用来拨开患眼的上睑。右手握住裂隙灯手柄，由远到近推动，直到看清眼底。当前置镜离患眼越近时，看到的视网膜范围越广，反之则越小。检查视网膜的顺序建议先按顺时针方向观察上方、左上、左侧、左下、下方、右下、右侧、右上的中周部、周边部视网膜，最后再观察视盘和黄斑区。

2．前置镜检查的操作技巧

①检查时要避免长时间光照视网膜，尤其是黄斑区，照明亮度应尽量调整到能够清晰观察的最低限度。

②检查已散瞳的患者时，可将裂隙光带调至约 3 毫米宽；而检查未散瞳的患者时，可缩小裂隙光带，以便进行检查。

③检查过程中要保持照明系统和光路同轴。初学者常看不到眼底，最常见的原因就是未能保持裂隙灯光带、前置镜和患眼瞳孔同轴。

④刚开始检查时，照明强度和放大倍率都尽量调小。当看清视网膜后，可以再调高放大倍率。

⑤要在观察眼球后极部时，若检查左眼，可指示患者注视检查者的左耳，此时光带垂直进入眼内，检查者即可看到视盘。然后，将光带稍微向鼻侧移动，

便可观察到黄斑。当检查右眼时，指示患者注视检查者的右耳，检查方法与前相同。

⑥在检查周边部视网膜时，除了要求患者尽力向该方向注视外，还可以将前置镜的镜面稍微向相反方向倾斜，并移动光源。利用前置镜周边部的棱镜片折射作用，可以观察到极周边的眼底。

⑦当裂隙灯灯柱放在垂直眼底的 0°位置时，可能会因光线反射而影响检查。这时可以将灯柱向左或向右转动约 10°，以避开反射光。

⑧在清晰地看到眼底的情况下，前置镜应尽量靠近角膜，以获得更广的视野，但不要接触睫毛。

3. 前置镜检查的优缺点

前置镜因其具有众多优点，如便捷、非接触、范围广、可在小瞳孔下检查、立体视觉、放大倍率高等，在眼底检查中应用广泛。前置镜的缺点是不能观察到锯齿缘，且初学者不易掌握，但只要经过一段时间的操作练习，就一定会体会到它的便利之处。当熟练掌握前置镜检查的操作方法后，视网膜细微的病变也不容易遗漏。在许多医院中，它已经取代了直接检眼镜和双目间接镜检查。

第三章

近视防控

第一节　近视防控实施细则

一、总战略

①6 个月～ 3 岁起建立眼健康档案。

②定期观察眼发育情况，保持眼发育速度在正常的"正视化"范围内。

③对过度发育人群进行干预，控制近视的形成。

二、总体思路

（一）近视是眼球过度发育的结果

近视是由于眼球过度发育，导致眼球变得过大；一旦形成，就无法逆转，只能通过持续的努力来进行控制。因此，对于一个已经过度发育的眼球，如何控制以避免其进一步发展为近视是防控的关键。需要关注以下几个方面：

①不同年龄的基线标准不同。

②正常自然生长的一般长度。

③每年最低自然增长速度。

④发育中必然遇到的跳跃性快速增长期和增加长度。

⑤每个孩子附加的安全因素和不安全因素。

⑥计算出每个孩子到 24 岁时保持正视眼的眼球生长最大量，即余额或缓冲量。

⑦计算在特定阶段预测内允许的发育速度，然后换算成屈光度。

⑧根据上述预测，制订预防方案和实施力度。

⑨监控间隔以 3 个月为最小单元。

（二）眼睛是大脑分化出来的

由于眼睛是大脑分化出来的器官，所以在发育期，延迟大脑发育的时间至眼球壁足够坚韧，以抵抗其扩张的力量，是近视防控的起点。这样可以实现自然发育与智力开发的错峰发展。

①在 3 ～ 6 岁间控制大脑的智力开发。

②在 7 ～ 12 岁的青春发育前期（女生为 8 ～ 10 岁，男生为 10 ～ 12 岁），这一阶段应尽量减少对智力的过度开发。

③ 13 ～ 15 岁后再着重智力开发。

三、近视防控总目标

①发育的预测。

②最佳视觉质量的获得。

③近视发展的控制。

④并发症的预防和治疗。

四、预期目的

①预测眼发育速度，预防近视的发生。

②鉴别晶状体张力性调节，发现隐性近视，警惕过度近视化过程的启动。

③视觉质量和双眼视功能重建，控制近视的发展。

④在 18 岁成年时将近视程度控制在中低度水平，预防和及早治疗并发症，防止因近视导致失明。

五、防控防线

三种近视状态下的十道年龄防线：

（一）三种近视状态

①处在未近视状态——预测是否会发展成为近视。

②进入近视状态——预测 18 岁时是否进展至 –5.00D 高度近视。

③达到高度近视状态——预测是否会发生并发症。

（二）十道年龄防线

① 第一道防线：幼儿 3 岁前——先天性眼病。

②第二道防线：学龄前 3 ～ 5 岁——视觉认知、远视储备。

③第三道防线：小学低年级 6 ～ 9 岁——晶状体屈光度补偿，隐性近视。

④第四道防线：小学高年级 10 ～ 12 岁——青春发育期前近视控制。

⑤第五道防线：初中 13 ～ 15 岁——青春发育期近视控制。

⑥第六道防线：高中 16 ～ 18 岁——近视程度控制和并发症先兆。

⑦第七道防线：大学 19 ～ 23/24 岁——近视控制和并发症预防。

⑧第八道防线：研究生 24/25 ～ 29 岁——近视控制和并发症预防。进入高度近视，启动 5 年防线。

⑨第九道防线：30 ～ 59 岁——近视控制与并发症治疗，预防退行性病变。

⑩ 第十道防线：60 岁以上——近视控制和并发症治疗，挽救视功能。

六、防控流程的实施框架

分为三阶段十步曲，以确保近视防控的常态化。

（一）三个阶段：连续性的近视防控体系

第一阶段：假期，将寒暑假作为近视防控系统监测的起点。

第二阶段：开学，维持假期的防控成果。

第三阶段：并发症的防治，对于预测 18 岁时达到 –5.00D 的近视，需要准备近视并发症的预防和治疗。

（二）十步曲：近视防控的具体可操作性流程

1. 第一阶段

在检测之前，应具备必要的基本设备。在综合评估之前，应一次性完成所有相关检查项目。汇总相关参数，建立眼健康档案，并进行追踪随访。同时，设计个性化的综合干预措施。

（1）检测：四步系统检测

第一步：初诊。

第二步：3 ～ 7 天用药。

第三步：3 ～ 7 天复诊。

第四步：21 天复诊。

（2）评估

第五步第一项：综合评估。

（3）诊断

第五步第二项：全面诊断。

（4）观察

第六步：建立眼健康档案并追踪随访。

（5）干预

第七步：综合干预。

2．第二阶段

开学后，第八～九步，即持续假期的有关近视的防控措施。

采用儿童青少年眼睛健康保健的新思路，在现有的特定环境和现代信息化社会中，确保近视防控的连续性。

（1）第八步（开学后，日常生活中每天必做）

①全光谱概念。

②生活饮食。

③改善眼脉络膜微循环，抗氧化自由基。

④降低眼球局部温度，增强巩膜胶原纤维的抗张力能力，降低眼球的可扩张性。

⑤监测眼球随身体发育的增长速度。

⑥增加脉络膜的牵拉，减少巩膜的张力。

⑦改善近距离阅读的姿势，保持头部直立，以保证巩膜表层静脉压处于较低水平，有利于房水排出，减少巩膜张力。

⑧控制近视的局部机制或受体负反馈机制，以及在生长发育过程中眼球扩张所导致的巩膜组织重建，MMP金属蛋白酶（Matrix Metalloproteinase，基质金属蛋白酶）组织溶解抑制剂对巩膜溶解的抑制作用，以及平衡交感/副交感神经低水平下的失平衡状态。

⑨降低眼球内扩张力。

⑩眼视觉中的光学矫正和双眼视功能的重建。

（2）第九步（放假前准备）

期末考试结束，即刻与医生联系。

进入"五一"和"十一"假期时，请注意每三个月进行眼部生物参数监测，并遵循眼保健流程。在期末考试结束后，务必立即与医生联系，准备好所有既往资料和档案、病历、用药记录，并将咨询的问题写在本子上。此外，要注意不同年龄段与屈光度、眼轴和身高之间的关系，明确年龄、近视程度、眼轴和身高的定位。

3．第三阶段

已经近视的人群应该启动近视并发症的预防和治疗流程。

第十步：近视并发症的防治分为预防性监测和预防性治疗。

中高度近视人群，无论年龄大小，必须时刻警惕近视三大失明性并发症：视网膜脱离、正常眼压性开角型青光眼和近视性黄斑病变。

因此，在上述检查的基础上，需要增加以下检查项目，并进行动态监测（每3～6个月复查），在必要时进行预防性治疗干预。

（1）预防性监测

在眼健康档案的基本检查基础上，应增加预测并发症发生和发展的眼底功能和形态学检查项目，并进行动态监测（每3～6个月复查）。

①视网膜—脉络膜界面：病理性近视黄斑病变。

②视网膜—玻璃体界面：玻璃体病变和周边视网膜退行性病变。

③视盘—视神经界面，近视性变异性开角型青光眼（正常眼压性/低眼压性）。

④眼位不正/斜视和双眼视功能异常。

⑤高度近视性白内障。

（2）预防性治疗

当眼轴超过 25 毫米、近视屈光度超过 –4.00D 时，应进行相关的科普知识宣传，关注近视眼早期的退行性病变和多种可能导致失明的严重并发症；坚持控制的理念和信心，保持健康的生活方式和饮食习惯；实施严格的随访监控并及时进行预防性治疗。

①视网膜—脉络膜界面：病理性近视黄斑病变。

②视网膜—玻璃体界面：玻璃体病变和周边视网膜退行性病变、视网膜脱离。

③视盘—视神经界面：近视性变异性开角型青光眼（正常眼压性／低眼压性）。

④眼位和双眼视功能的重建。

⑤晶状体混浊，裸眼最佳视力的追求，改善生活质量，恢复心理健康。

第二节　"721"近视防控系统

一、"721"近视防控：简易有效的科学防控方法

目前，由国内外一些知名专家所推崇的"721"近视防控方法，是一套科学有效且简单易行的近视预防方法，同时也能直接帮助学生提升专注力。老师、家长和孩子其实最关心两个问题：一是健康，二是学习。在一般的认知中，这两者可能会存在一些冲突，认为努力学习容易导致近视等健康问题。"721"近视防控能在更高的层面，看清本质，抓住问题核心。

（一）"721"近视防控的概念

该方法以视觉环境改善为前提，强调近视防控中的"防""护""治"三个环节，建议按照"7∶2∶1"的比例科学分配资源。该方法以唤醒视觉环境意识和改善视觉环境为核心抓手，具体体现为以下三点：

①近视防控需要系统化管理，并按照"7分防""2分护""1分治"的原则来分配重点和精力。

②近视防控的重点在于预防，要在"7分防"上多下功夫，否则只在"2分护"和"1分治"上下功夫，永远无法得到我们所期望的结果。

③防护的重点在于唤醒视觉环境意识和改善视觉环境，即对眼睛以外的光源、色彩、空间布局等视觉环境因素进行改进，这样就可以系统、科学且轻松地解决近视防控问题。

（二）"721"近视防控的具体内容

"7分防"：从根本改善入手，所有关于视觉环境的系列活动，都属于"防"的范畴，包括视觉环境教育、评定、监测，视觉环境的改善，系统环境建设等。视觉环境包括局部、室内、室外，涉及光源、色彩、空间三个维度。

"2分护"：一些非治疗的护理工作，以及个人行为习惯的改善和营养的保证，都属于"护"的范畴。具体包括视力筛查、视力监测、做眼保健操，中医手法（如按摩、针灸）、养成良好的用眼习惯、保持用眼卫生、合理作息、增加户外活动以及保证营养等。

"1分治"：为改变眼睛和视力的病理状况所采取的一系列措施，都称为"治"。这些措施包括视光配镜、手术、用药、角膜塑形镜及各种治疗仪器等。其中，配眼镜是最安全、最常见的方法，属于矫正治疗的范畴。

（三）"721"近视防控的意义

1. 有系统

有科学理论体系的支撑，近视防控将步入科学化、系统化的轨道，能够实现系统的监测、观察、实验、考核、反馈、评定以及改进纠错。同时，还可以将相应的人才与科学技术纳入其中，进行有效推动。

2. 有结果

有结果是大家最关心，也是最愿意看到的。因为以视觉环境为制高点的近视防控方案，经过20多年的实践，已经取得一些成果。结合传统的护眼方法、经验、技术等，更能使已有的技术成果得到继承和发扬。

二、"7分防"：唤醒全球视觉环境意识

（一）为什么要"7分防"

因为视觉是一种光电效应，视觉信号在视神经中以生物电的形式高速传递，而光和电的传播速度都接近每秒30万千米，因此视觉影响和视觉疲劳是在视觉形成的同时产生的。视觉后的缓解作用非常有限，因此缓解视觉疲劳的重点在于预防。

通过前期的防，而且主要重心在防，就能从根源处减少视觉疲劳的产生，从而降低发生近视和眼部疾病及一系列危害的可能性。

一方面，要想减轻对眼睛本身的伤害，一定要依靠预防；另一方面，由于视觉压力过大而对全身心造成的伤害，无法仅通过眼睛本身来缓解，因此更需要做好前期防护。例如，视觉疲劳对大脑、颈椎、心脏、肝脏、心理等的伤害，如果仅靠按摩眼睛来缓解，对此，可以形象地比喻为：一头牛闯进了你家，然后你发现门框有损伤，于是就修补一下门框，却忽略了家中其他被损坏的家具和物品。所以，下次牛再闯进来，你也不会很在意，因为你只关心门框。如果你了解它对房屋造成的巨大破坏，就应该做好管理，防止牛再次跑到自家门前来！这才是真正的"防"。

多年来，大众关注的重点主要集中在"降低度数""恢复视力""摘掉眼镜"等方面，首先想到的做法往往是眼部按摩、贴眼药及眼贴、进行视力提升训练等。在电子时代，视疲劳的问题愈发严重，人们在这方面投入了大量的时间、精力和财力。近年来，近视率持续上升，丝毫没有放慢的迹象。其核心原因在于没有将"防"放在首要位置，也没有有效缓解导致视觉疲劳的根源问题。

所以，近视防控的重心和第一要务，就是"防"！

（二）真正的"防"

确认重心在"防"之后，紧接着要解决的问题，就是到底什么才是真正的"防"。现在有很多防控近视的手段，曾引发巨大争议，未能持续大力推广，其根本原因在于这些手段经不起长期检验，是伪概念的"防"。真正的"防"一定

是科学的，符合科学逻辑；一定是简易的，要简单易行；一定是有效的，要能够经得起时间的检验，并取得实效。

真正的"防"是要在用眼过程中进行干预和缓解眼疲劳。而用眼卫生、姿势、作息、筛查、营养、按摩、休息等方法，虽然能在用眼后起到一定的保护作用，但不能真正实现"防"。"防"需要通过改变眼睛之外的视觉环境来实现，主要是通过干预或避免不良的外在视觉环境因素，尤其是在正常用眼（特别是近距离用眼）时。这些因素包括光源、色彩、空间等。视觉环境涵盖了读写的局部视觉环境、室内视觉环境和室外视觉环境等方面。

首先要了解视觉环境的基本知识，其次是对视觉环境的基本判断，最后是视觉环境的一些改善方法和措施。视觉环境的教育、评定、监测，以及视觉环境的改善，都是"防"的措施。具体包括正确选择和使用各种光源、桌椅、家具、装饰等，避免光污染、色彩污染、空间布局污染等。

三、"2分护"：视觉保护方法，护目养神

（一）哪些是"护"

定期视力筛查与监测、做眼保健操、注意用眼卫生（姿势、习惯等）、闭目、远眺、参加户外活动、及时休息、按摩、充足且合理的营养、良好的作息等，都是"护"的范畴。我们将重点介绍其中几种。

1. 视力筛查与监测

从出生开始，健康检查中就应包含视力的检查与监测，并建立视力档案。在中国，已要求学生入学后，进行每学期一次、每年两次的视力筛查，并建立档案，汇总数据，定期监测。

2. 眼保健操

关于眼保健操，有人认为有用，有人认为没有价值。其实，眼保健操是有一定价值的。一方面，闭目本身就能缓解部分视觉疲劳；另一方面，通过按摩眼睛周围的穴位，可以促进血液循环，对眼睛的健康有帮助。因此，学生应该积极认真地完成学校安排的眼保健操。

3．关于用眼卫生

保持科学健康的用眼卫生习惯，是视觉健康的基础保障。不要过度用眼（如用眼时间过长等）、不要在强光下用眼、不要在晃动的情况下用眼。书写坐姿端正，保持"一尺一拳一寸"：眼睛距离书本一尺以上，身体与桌子间隔一拳以上，手握笔离笔尖一寸。

4．户外活动

教育部等三部门联合发布的《关于切实抓牢幼儿园和小学近视防控关键阶段防控工作的通知》明确，确保幼儿每天户外活动时间不少于2小时，其中体育活动时间不少于1小时。这项规定具有积极意义。一方面，人们在户外可以有足够的视距，方便远眺；另一方面，在自然光的环境中，视觉会更加安全舒适。然而，需要注意的是，在光照较强时，应控制户外用眼的时间或佩戴太阳镜。在没有防护措施的情况下，一般建议夏天光照较强的时候，每次户外活动的时间不要超过30分钟。

5．关于营养

实验表明，胡萝卜素、叶黄素、维生素A、硒元素等，对眼睛的发育和健康具有重要作用。然而，在视觉恢复方面，不能仅依赖于营养品。人的视觉原理主要涉及光电效应和神经学。在神经学层面，营养改善的作用非常有限。人的大脑也是如此。人不会因为摄入营养丰富的食物就变得更聪明，也不会因为摄入营养丰富的食物而视力更好。

（二）护眼的核心和常见的护眼方法

1．护眼的核心

护眼的核心，其实就是及时休息、闭目养神，以及停止过度近距离用眼。另外，物理和药物手段也有一定的缓解作用。只要减少或及时停止近距离用眼，视觉疲劳就能得到缓解，眼睛也能得到一定的呵护。

2．常见的护眼方法

现在常见的一些护眼方法包括户外活动、眼保健操、按摩、针灸、静坐和冥想等。由此衍生出的一些护眼方法也具有一定的辅助作用的。

如果是单纯的近视防控，只要做到一点就够了：及时休息！即便不改善视觉环境，也可以有效控制近视。具体建议如下：

（1）看书、写字：每45～60分钟休息5～15分钟，每次最长不能超过120分钟。必须及时休息，否则容易产生不可逆转的疲劳积累伤害。

（2）看电视：每40～45分钟休息5～10分钟；青少年每30分钟必须休息5～10分钟。电视机屏幕属于电子屏幕，在电子光下的视觉活动相比自然光下，更容易对眼睛造成伤害。

（3）看电脑：每35～40分钟休息5～10分钟；青少年应每30分钟休息5～10分钟。电脑显示器是距离眼睛较近的电子屏幕，长时间观看更容易导致视觉疲劳和视觉损伤。

（4）看手机：每25～30分钟休息5～10分钟；青少年每20分钟休息5～10分钟。手机屏幕是我们使用最多、距离最近的电子屏幕，也是目前对眼睛和身心健康伤害最大的电子产品。由于手持手机时距离不稳定，眼睛需要持续调焦，这会加重视觉疲劳。有些人以躺着、趴着、卧着等姿势看手机，问题更为严重。

（5）看平板电脑：每20～25分钟休息5～10分钟；青少年每15～20分钟休息5～10分钟。平板电脑对眼睛的伤害最大，因为它的使用距离与手机一样近，但屏幕却比手机大1～3倍，光通量（或称电子光辐射/照射）比手机高1～10倍，且重量比手机重1～5倍，手持时更不稳定。因此，青少年使用平板电脑的时间一定要严格控制。当初在平板电脑上市时，有部分学者预判：青少年近视率会大幅度提高，而且会趋向于年轻化。随着平板电脑的广泛应用，这一判断很快得到验证。因此，在使用平板电脑一段时间后及时休息，是非常重要的。

以上建议是许多专家提倡的，具有科学性，但几乎没有人能完全做到。那么该怎么办呢？这里有两个方法：

第一，"抽空"及时休息，比如每3～5分钟刻意地闭眼5～10秒，思考一下问题，或者看看远处。这样既有助于思考，也能让眼睛得到及时休息。养成这个习惯，会受益终身。第二，改善读写的视觉环境。

3. 关于户外活动的作用

户外活动是"护"的重要内容，许多专家都在提倡。进行户外活动确实对眼睛和身心健康非常有益。首先，它能让人们从近距离用眼中解放出来，在正常距离和正常照度下的视觉使用几乎不可能导致近视。其次，阳光有助于维生素 D 的转化，促进青少年骨骼和细胞的成长。最后，阳光也有助于视网膜视神经分泌多巴胺，这对缓解视疲劳有直接作用。因此，应大力提倡户外活动。需要注意的一点是，进行户外活动时，一方面要尽量远眺，有利于放松和锻炼视力，不要在户外时依然从事近距离的视觉活动；另一方面，在户外光照过强时，应控制单次户外活动的时间。户外活动对整体的近视防控是有益的，但仅仅增加户外活动对近视防控的有效性尚未显现。

（三）一套简易的护眼操

因为近视防控是一个系统工程，"护"的环节非常必要和重要。因此，在"721"近视防控中，也提供简便的"护"与"治"的手段，以便形成完整的"防、护、治"系统。这里介绍一套简便的护眼操，每次只需几分钟，十分容易掌握，不受空间限制，也无须花费，随时都能完成。其效果不亚于其他护理手段。

本套护眼操不要求准确的穴位按摩，简单易行，随时随地可以操作，让眼睛尽快得到休息，有助于保护视力和身心健康。同时，它还能放松心情，提升专注力。文中标注的步骤和时间为标准要求，具体使用时可根据需要选取部分动作，并调整时长。

具体方法如下：

（1）闭眼 30 秒（配合呼吸）。

（2）互动 60 秒（感受气感）。

（3）熨眼 120 秒（羽毛一般）。

（4）罩眼 6 0 秒（碗状扣眼）。

（5）护眼 30 秒（火眼金睛）。

（6）搓眼 30 秒（舒展经络）。

详解如下：

①闭眼 30 秒（配合呼吸）：以舒适的姿势坐好，轻轻闭上眼睛，关注呼吸，均匀呼吸约 30 秒（可以默数）。注意，只需关注呼吸，不要刻意干预或调整呼吸，保持自然状态。

②互动 60 秒（感受气感）：双手手心朝向眼睛，在眼睛前约 3 ～ 15 厘米处摆动，不要贴近眼睛，均匀摆动，每 1 秒钟完成一个来回。

③熨眼 120 秒（羽毛一般）：手心朝里，双手平展，指尖相对，双肘抬起，指尖轻轻贴在眼前，像羽毛一样贴近的感觉，只是贴近，不要有压力。

④罩眼 60 秒（碗状扣眼）：手心呈碗状，双肘自然下垂或支撑在桌面。双手扣在双眼上，自然呼吸，不用控制意识，放松身心。

⑤护眼 30 秒（火眼金睛）：双手手腕轻轻往上翻转，食指靠紧眉头，坚持 30 秒，自然呼吸。

⑥搓眼 30 秒（舒展经络）：双手手指并拢，双手纵向平行，横向搓眼，力度适中，指尖在眉头，指腹在眼球上，指头下段在脸颊处。自然地从眼睛内侧向外平搓，速度约为每秒 2 次。

四、"1 分治"：从配眼镜到视觉健康训练

（一）哪些是"治"

1. 配眼镜

眼镜是最常见且成熟的视力矫正手段，有点像"拐杖"。其主要原理是屈光矫正。大多数近视是由于屈光不正造成的，眼轴变长，也就是眼睛的"凸透镜"变得更加凸出，这时候需要用凹透镜进行"缓冲"。关键是要科学规范地进行配镜。

2. 眼药、眼贴、针灸

利用中西医原理，主要治疗炎症、散光、青光眼等眼科疾病，并对缓解眼疲劳有一定的辅助作用。

3. 角膜塑形镜

角膜塑形镜是一种圆形、具有一定厚度并符合眼球表面形状的透明物体。佩戴时会对眼球施加一定的物理压力，其原理类似于在鞋子中放置鞋垫。在国际

上，这种镜片的使用受到严格限制，其效果仍需进一步验证。由于可能存在一定的不良反应，因此在招收飞行员时，有使用过角膜塑形镜历史的人士通常不予录取。

4. 激光手术

激光手术通过切割眼角膜来改变屈光度。由于眼角膜只有 0.5 ～ 0.6 毫米厚，因此激光手术具有一定的风险，可能导致散光、眼干等后遗症，因此在国际上受到严格限制。

5. 哺光仪

哺光仪的原理是通过照射一种波长为 650 纳米的光谱，改变光线聚焦方式，使得光线在眼睛的视网膜上形成一个更加均匀的聚焦面，从而缓解近视发展。这与治疗弱视的原理相同。后来发现这种方法对控制眼轴长度有一定效果，但存在视网膜热效应的风险。一般每次照射不超过 3 分钟，使用过程中需注意观察。

6. 视觉健康训练

一般通过进行眼肌训练和调节训练，起到一定的辅助作用。在这个过程中，通过远眺可以对视觉疲劳起到一定的缓解作用。

（二）一些简易科学的视觉健康训练

1. 快速变焦训练

（1）选择在户外或窗前进行此活动，以便你能够首先聚焦在至少 20 米以外的某个物体上（如一棵树、一栋建筑、一辆停放在路边的汽车等）。

（2）尽快将双眼聚焦于远处的景物（越远越好），然后立即收回目光，用双眼凝视鼻尖。

（3）再次快速地聚焦在远处的景物上，然后转向鼻尖。特别注意：在每一个事物上聚焦 10 次后，休息 30 秒钟，然后再进行一组（每个事物聚焦 10 次）练习。

2. 单指明目法

将食指举起，放置在双眼正前方，缓缓靠近鼻子，停留在两眼中央，使眼睛呈斗鸡眼状态，保持 10 ～ 20 秒不动。接着，缓慢将食指移远，再缓慢靠近，眼睛随食指的移动往返约 10 次。

这个动作是为眼睛进行远近调节，能够有效训练内直肌和睫状肌，调节睫状肌的松紧度。当眼部肌肉的调节能力增强时，晶状体的老化速度也会减缓，从而可以缓解眼睛疲劳，预防或延缓老花眼的发生。

3．指天明目法

将右手食指放在鼻子前端，眼睛盯着食指指尖，然后将右手斜向上移动，视线始终跟随食指指尖的移动。移动速度应缓慢且稳定，左右手可以交替进行训练。这种方法可以有效缓解眼球胀痛和视力模糊等症状。

第三节　近视防控模式与模型

一、体医融合综合干预青少年近视"五位一体"模式

（一）青少年近视的影响因素

1．近视产生机理

近视是指眼球前后轴加长、角膜变凸，外界光线不能聚焦在视网膜上，其本质是一种睫状肌痉挛。本节主要讨论青少年因眼内肌调节性紊乱导致的"轴性"近视，不包括先天遗传性近视。青少年长时间近距离用眼时，瞳孔缩小，虹膜变平；悬韧带会放松，晶状体变凸且主要集中在前极部。晶状体前面与瞳孔周围区的虹膜后面紧贴在一起，甚至凸入瞳孔，从而造成调节性瞳孔阻滞，使房水不能通过瞳孔进入前房，导致房水瘀滞，进而后房眼压升高，压迫薄弱的虹膜根部，使前房角变窄，导致眼压整体升高。高眼压持续时间过长会导致眼球增大，眼轴延长，产生近视性屈光不正。眼轴长期处于拉长状态，晶状体也可能因丧失弹性而不能恢复，使得眼球的生长与视网膜和晶状体的生长不同步，或长期用眼不当导致眼睛屈光系统功能失调，物体成像在视网膜前。这些累积效应导致近视。

刚出生的婴儿眼轴为 16 毫米，3 岁时眼轴增长至 21 毫米，15 ～ 16 岁时眼轴停止生长，轴长约为 24 毫米。在儿童和青少年时期，随着年龄的增长，眼轴逐渐加长，直至青春期发育正常，这一过程被称为眼睛的正视化过程。在此过程中，如果受到各种因素的影响，如异常的视觉经验或过度用眼疲劳，可能导致眼球过度发育，眼轴增长，从而向近视方向发展，形成轴性近视或曲率性近视，即形成单纯性近视。眼轴每增长 1 毫米，近视度数就会增加 200 ～ 300 度。如果在眼轴停止生长之前提前消耗完远视储备量，就会产生近视。

2. 近视的影响因素

明确近视类型是关键。导致近视的原因很复杂，包括遗传、用眼环境、用眼习惯等，进而引起眼疲劳、睫状肌痉挛、眼轴过度增长等直接导致近视的因素。这些诱因又与缺少自然光照、用眼过度等直接相关；睡眠紊乱也会扰乱控制眼球正视化生长过程的调节机制，从而导致屈光不正。如果睡眠不足，还会在发育期影响生长激素的分泌，进而影响生长发育和各项生理功能的发挥，导致乏力、嗜睡等，最终导致视力下降。从社会环境来看，应试教育等文化教育传统引发过早教育、课业负担重等问题；青少年过多接触网络游戏以及电子产品，而一些能控制近视发生的因素被抑制，如参与体育活动和户外运动的时间减少。从中医理论看，学业负担重，使学生精神过于劳倦，损伤脾肾。精神疲劳则意志散乱，视力下降。"肝主目""肝受血而能视"，脏腑的气血精华均通过肝经脉以濡养眼睛，使其发挥正常的生理功能。而肾为先天之本，主藏精，五脏六腑之精皆藏于肾；《灵枢·脉度》说："肝气通于目，肝和则辨五色矣"，"肝开窍于目"。青少年近视眼主要是由于调节性瞳孔阻滞造成房水瘀滞、眼压升高，是由高眼压的膨胀性压力导致的，而不完全是因视力疲劳、眼部供血不足造成的。青少年近视是由综合性复杂因素在较长时间内积累而形成，是多种因素不断积累的结果，并伴随着上述各类内外部因素的综合交互作用而发生变化。上述对症的因素越多，越接近近视产生的条件，进而造成近视及其进一步发展。

（二）青少年近视综合干预方案的设计与选择

1. 综合干预方案设计

遵循提前干预、多路径综合干预，以及简单、易行、实效的基本原则，实现多主体协同，即家庭、学校、政府和社会的合作。

参与体育活动的时长与近视进展无直接相关性。然而，体育运动作为促进身体健康、心理发展、身体技能提升及社会规范建立的重要手段，对近视的防治和矫正具有促进作用。运动时心跳加快，人体的血液循环处于活跃状态，这让眼球组织获得充分的血液供应，显著提高膈肌的升降活动，增强胃肠蠕动及其消化功能，从而为眼睛提供更多的营养和氧气，改善眼睛的营养状况。运动可以锻炼全身各部位的肌肉群，增强眼内调节肌与眼外辐辏肌群的功能，改变睫状肌的僵硬状态，改善屈光系统的调节能力，使其环形纤维更好地舒张和收缩，缓解其紧张度，使之更富有弹性。此外，运动还可以增强视神经、动眼神经和眼外肌的调节能力，更好地促进巩膜静脉窦的开放与关闭，使眼睛的调节和辐辏作用更加协调，从而降低眼内压，调节和改善屈光系统，避免因睫状肌长时间持续收缩导致的过度紧张和疲劳，从而达到预防和治疗近视的目的。运动还对青少年的意志品质、情绪调节等心理健康起到重要作用，进而间接促进与近视相关的干预活动。中小学生参与户外活动和广域运动，如草地飞碟、户外射箭、观鸟、放风筝、摄影等，这些活动符合自然光对视力的保护和治疗机理。"医学处方 + 运动处方"融合健康生活方式干预和教育体制改革等系列配套措施，形成防治青少年近视的整体性策略。

中医干预包括针对家长的中医按摩和梅花针叩刺法培训。梅花针叩刺的主要穴位包括百会穴、四神聪穴、风府穴、风池穴、肩井穴、曲池穴、合谷穴、夹脊穴（由下往上叩刺）以及后背两侧（由上往下叩刺）、足三里、光明穴、小腿外侧（由上往下叩刺）和太冲穴。每个穴位或部位叩刺约 2 分钟。梅花针叩刺配合按摩手法。中医按摩从头部至脚部，主要取穴包括：头部的百会穴、四神聪穴、眼周穴（睛明穴、四白穴、承泣穴）、太阳穴、风府穴、风池穴、肩井穴、后背（推背、蚂蚁上树、提拉和叩打后背）、足三里、光明穴、太溪穴、涌泉穴等。按摩手法包括顺经络推、按、点、扣敲等，持续约 20 分钟。前两周为第一疗程，每天进行一次按摩和梅花针叩刺。接着休息一周后，每隔一天进行一次按摩和梅花针叩刺。后续，每周保持 2～3 次按摩和梅花针叩刺，每次持续 30～50 分钟，长期坚持。梅花针叩刺干预近视眼的原理是通过刺激穴位，疏通经络，放松眼部肌肉，通过全身经络的疏通，促进头部及眼部血液和营养的输送及其相应的各种转化，最终提高眼部疲劳的恢复能力，增强眼部免疫力，预防近视眼病症的加剧。可以配合眼部的物理康复治疗和其他保健方法，如眼部肌肉放松、眼球转动练习、眼保健操、明目气功操，以及健脊健康近视防控操等。

生活方式的干预措施包括在校内和家庭中注意纠正读书、写字时的身体姿势（如调节桌椅高度等），并确保室内光照强度适宜（500 勒克斯＜光照强度 ≤ 1 500 勒克斯）。饮食方面，应保证三餐规律，荤素搭配，营养丰富均衡，采用健康的烹饪方式；睡眠方面，应保持作息规律，确保充足的睡眠时间。每天应保证户外活动时间不少于 2 小时，每周户外活动时间不少于 10 小时，以便亲近阳光。紫外线照射可以促进维生素 D 的合成，人体 90% 以上的维生素 D 是通过皮肤合成的维生素 D_3 转化而来的。研究发现，维生素 D 缺乏与近视发病率显著提高有关，尤其是在低龄儿童中，维生素 D 水平越低，眼轴长度可能越长。此外，光照强度越高，人体合成多巴胺的能力也越强，多巴胺作为视网膜光调节释放的神经递质，可以提高日间视网膜功能。

营养干预应注重在饮食中保证有利于眼部健康的食物摄入，如蓝莓、胡萝卜、菠菜、西红柿、玉米、南瓜、绿色蔬菜、蛋黄、奶油、鱼肝油、动物肝脏和瘦肉等。应少喝含糖饮料，少吃甜点和油炸等高糖、高脂、高盐的食物，并多食用新鲜水果和蔬菜。一些近视学生可以适量补充叶黄素。充足的营养是青少年视力健康的物质基础，缺乏合理均衡的营养将影响眼中自由基的清除。如果自由基得不到及时清除，将会影响视觉细胞的更新，阻碍视疲劳的缓解。

心理干预除了在学校设置心理咨询室，还应加强家校合作，增加学生的课外活动时间及沟通机会，积极促进学生与家长之间的交流，帮助消除中小学生对学习的恐惧，并提高他们的抗压能力。

各类干预方式各有其特点和优劣。将五种方式相结合，根据青少年个体的实际情况，制订出科学、简单易行且具有可操作性的干预方案。

（1）深入设计和制定科学的综合干预制度。进一步明确各相关主体的责任，建立"政府、学校、家长、学生"一体化的防控体系。政府应继续改进和完善青少年近视综合干预政策体系，保障用眼环境的基础设施建设，加强眼健康科学普及，完善科学用眼教育体系，健全眼健康相关规章制度，推行素质教育。学校应认真贯彻眼部健康科普知识，建立眼保健操制度和完善监督评估机制，建立学生眼球发育及屈光档案、学生体质测试与视力测试制度，落实每周3节体育课，优化课程设置，落实"阳光体育"，保障学生每天不少于2小时的户外活动，督促学生做好课间远眺。家长应转变"唯成绩论"的观念，掌握科学用眼知识，培养孩子健康的生活方式。青少年自身应提高对近视的认识，合理分配时间，积极参与体育活动。家校协同，将有效措施纳入体系化的制度设计之中，形成刚性任务，逐步建立健康的生活习惯。

（2）建立多主体协同机制。构建一个由医疗机构、教育部门、家长及政府共同参与的科学青少年近视防控体系，将青少年近视的综合干预措施融入家庭、学校和社会网络体系。家庭、学校、学生和政府等相关主体应形成共识，认可综合干预近视，并为此付出相应的努力。重点监测各地和学校在视力健康知识普及、用眼行为改善、体育课落实、体质健康测试、专业人员配备、视觉健康环境改善、视力档案、近视防控目标完成等方面的综合防控实际效果。

（3）重视近视的预防，"关口前移"。青少年近视预防分为早期预防（0～3岁）、中期预防（4～6岁）、短期预防（7～10岁）。早期预防主要依靠父母和家庭，中期预防由父母、家庭与幼儿园联合进行，短期预防则以父母、家庭与学校的联合预防为主。具体措施包括从小多参与体育活动，形成健康的生活方式，保持营养均衡。通过健康教育，纠正学生不良学习行为，落实教师、家长、学生相互监督机制，改善学生学习环境，开展卫生学监测评价，降低学习负担等综合干预措施，降低青少年近视的发病率。对于青少年近视的综合干预，不是简单地采用某个训练方案来干预或改变孩子的不适宜行为，而是要"增强孩子的能力"，帮助孩子形成适宜的行为。

（4）强化科普宣传，形成社会共识。树立健康第一的社会理念。利用"双减"政策，家长监督学生屏幕使用时间等措施，保障青少年合理的作息时间和用眼习惯，以及良好的用眼环境。近视问题的解决还需依赖于科技的发展。例如，建立学生视力健康档案，动态实时跟踪，优化流程化管理服务，整合"体育干预、中医治疗、眼保健、营养和用眼环境保障"等领域，通过数据标准技术对接不同数据，剔除冗余数据，整合分散的数据。未来，健康中国将实现"以人为本"的全生命周期大健康管理，包括"数字化、网络化、可视化、专业化"，通过大数据平台解决青少年近视的问题。

二、体医融合应对青少年近视的协同防控模型构建

中共中央、国务院印发的《"健康中国2030"规划纲要》（2016年）中提出青少年近视防控的主体应从"以疾病治疗为中心"的医疗卫生部门，转向"以健康为中心"的非医疗性健康促进与生物医学干预部门协同的方向。防空壕工作应以预防为主、防治结合、联防联控。党中央、国务院高度重视青少年视力健康问题，教育部、国家卫生健康委员会等八个部门联合印发了《综合防控儿童青少年近视实施方案》（2018年）。其中有两个关键词值得深思：其一是"综合"，这意味着防控主体应该是多元协同，各司其职，形成联动。其二是"防控"，这意味着防控手段既要体现"防"，也要体现"控"，二者缺一不可。按照《综合防控儿童青少年近视实施方案》的要求，医疗卫生部门与运动健康促进部门在青少年近视防控进程中应体现先锋作用与责任担当。作为实施近视防控的关键主体，这两个部门通过协同合作，实现非医疗性健康促进与生物医学干预相结合，是应对青少年近视的重要举措。

（一）对象与方法

1. 对象

选取某省1个地级市和2个县级市为调查范围，三市均出台了相应的近视防控方案，并明确了不同主体的防控职责，成立工作专班。在被调查者知情同意的

情况下，此研究对各地卫生健康委、教育局、体育局、医疗卫生保健中心、三级甲等医院眼科、医学类高等院校、体育类高等院校的相关工作人员展开调查。其中，卫生健康委、教育局、体育局的工作人员共 50 名，医疗卫生保健中心的人员 60 名，三级甲等医院的专兼职工作人员 90 名，医学类高等院校和体育类高等院校在校医务管理、公共卫生与健康管理、预防医学、健康教育与促进、护理、体育教育、青少年体育、运动康复、社会体育指导、民族传统体育等领域的工作人员各 150 名。

2. 方法

（1）专家调查。采用德尔菲法对 17 位专家进行三轮调查。第一轮调查内容主要涉及体医融合应对青少年近视的多元行为的基本要素、维度与项目、可识别程度等；第二轮调查内容基于第一轮专家的反馈意见和修改情况，并对相关指标进行了不同程度的修正；在前两轮调查的基础上进行第三轮专家调查，所有指标信息的认同度达到 90% 以上。

（2）协同防控指标体系建设。基于协同治理理论，在全面梳理国内外青少年近视防控研究成果的基础上，借鉴《综合防控儿童青少年近视实施方案》、《近视防治指南》（2018 年）、《儿童青少年近视防控健康教育核心知识十条》（2023 年）的结构与指标指导性内容，根据防控主体行为，拟定体育管理行为（Sports Management Actor，SMA）、体育服务行为（Sports Service Actor，SSA）、卫生管理行为（Medical Management Actor，MMA）、医疗服务行为（Medical Service Actor，MSA）、协同制度设计（Synergistic Design Actor，SDA）5 个一级指标作为一阶因子，包括 20 个二级指标（观测指标）；二阶为 5 个一阶因子聚合为 1 个因子（目标对象），即协同效应（Cooperate Government Effect，CGE）。

（二）统计学处理

1. 指标遴选标准

所有样本根据观测指标的高低进行分组，按照得分将样本分为两个组别：前 27% 为高分组，后 27% 为低分组，并以降序排列得分。通过独立样本 t 检验，检验高低两个组别在每个项目测量值的平均数上是否存在统计学意义的差异（$P < 0.05$），以此评估 429 个样本各观测指标平均数的高低是否因分组而产生差异。决策标准为平均数差异值 $P < 0.05$ 且 $t > 3.0$；项目与总分的相关性检验要求各个项目与总分的相关系数达到显著水平 $P < 0.05$，且相关系数 > 0.4 为遴选标准。校正项目与总分相关系数 > 0.4 进行同质性检验，确保删除后的 α 值 < 0.914、共同性 > 0.2、因素负荷量 > 0.45，以此进一步检验各个项目的同质性，从而确保模型指标遴选符合统计学要求。

2. 探索性因素分析采

使用主成分分析法和 Kaiser 正交旋转的最大方差法，以特征值 > 1 作为提取标准。当 KMO 检验（Kaiser-Meyer-Olkin，KMO）> 0.9 且 Baretltt's 球形检验差异具有统计学意义（$P < 0.05$）时，可认为该维度适宜进行探索性因素分析。综合考虑 Kaiser 特征值和碎石图来确定维度数量，当项目的因素负荷量 < 0.45 时，应考虑剔除。

3. 验证性因素分析

青少年近视协同防控模型为二阶 5 因子模型，一阶包括 SMA、SSA、MMA、MSA、SDA 5 个因子，涵盖多个观测指标；二阶为 CGE。采用 AMOS 24.0 统计软件，以最大似然法（Maximum Likelihood，ML）进行模型拟合，通过模型适配度（Goodness-of-Fit Index，GFI > 0.9）、比较适配度（Comparative Fit Index，CFI > 0.9）、模型调整后的适配度（Adjust Goodness of Fit Index，AGFI > 0.9）、近似误差均方根（Root Mean Square Rrror of Approximation，RMSEA < 0.08）来评判模型的整体适配度。

4. 模型效度检验

求得克朗巴赫 α（Cronbach's α）系数，对总体和各维度进行内部一致性检验。当 Cronbach's α 系数 > 0.9 时，表示内部一致性良好。同时，以标准化的因素负荷量 > 0.5，收敛效度（Average Variance Extracted，AVE）> 0.36，项目信度（Squared Multiple Correlations，SMC）> 0.3，组成信度 > 0.7，来判断青少年近视防控协同模型的结构效度。

第四章

近视防控经验

第一节　近视防控研究方向

近视防控是全球性的公共卫生问题。随着现代生活方式的改变，近视的发病率不断攀升，特别是在青少年群体中。近视不仅影响个体的视觉质量，还可能增加患上其他眼科疾病的风险，如视网膜脱落、青光眼和白内障等。因此，近视防控研究成为眼科学和公共卫生领域的重要议题。

近视防控是一个涉及多学科、多策略的领域，需要眼科医生、公共卫生专家、教育工作者和家长的共同努力。通过综合运用生活方式干预、光学干预、药物治疗、视觉训练、手术治疗、基因研究、科技应用和远程医疗，我们可以为近视患者提供更全面的防控方案。未来的研究将继续探索更有效、更安全的近视防控方法，以应对这一全球性的视力健康挑战。

近视防控研究的主要方向集中在多维度的综合干预策略，旨在通过跨学科的方法减缓近视的发展并降低其发病率。这包括深入探讨近视的生物学机制，特别是遗传因素与环境因素如何交互作用影响眼球的发育；开展生活方式干预研究，强调增加户外活动时间、改善用眼习惯以及减少长时间近距离用眼的重要性；开发和评估光学干预措施，如特殊设计的眼镜和隐形眼镜，以及角膜塑形技术在近视控制中的应用；探索药物治疗的潜力，研究低剂量阿托品等药物的安全性和有效性；利用视觉训练来增强眼肌功能和调节能力。此外，随着科技的发展，近视防控还包括可穿戴设备、移动健康应用和远程医疗服务的创新应用，以及基因组学研究在个性化预防策略中的应用。这些研究方向的共同目标是为不同年龄和不同风险水平的个体提供个性化的近视防控方案，以期降低近视的全球负担，并提高人类的视觉健康水平。

一、低度、中度近视防控研究方向

近视常始于幼年时期，并在儿童和青少年时期发展迅速。早期的低度近视发展速度很快且难以控制，而低度近视的发病年龄、初始程度和持续进展速度将极大影响未来发展为高度近视的可能性。因此，当低度近视出现时，患儿的父母一定要提高警觉，及早采取干预措施，防止儿童近视程度继续加深。在儿童和青少年中，大多数患者的低度、中度近视属于单纯性近视，此时患者的眼底尚未出现病理变化，防控的重点主要在于矫正裸眼视力、改善屈光度和控制眼轴长度。近年来，我国学者针对儿童青少年的低度、中度近视，采取的防控和治疗措施主要包括两类：西医学的近视干预方法和中医学的近视干预方法。

（一）西医学的近视干预方法

在现代社会，近视已成为一个普遍的视力问题，特别是在青少年和儿童中。西医学提供了多种近视干预方法，旨在改善视力和控制近视度数的增长。首先，药物治疗是近视干预的重要手段之一，通过使用散瞳剂或阿托品类药物来减缓近视的发展。这些药物通过改变眼睛的调节能力，减少眼睛的调节压力，从而降低近视加深的速度。

光学矫正是治疗近视最常用的方法，包括配戴框架眼镜和隐形眼镜。眼镜和隐形眼镜通过调整光线的聚焦，使远处物体的影像能够清晰地投射到视网膜上，从而改善视力。特殊设计的眼镜，如多焦点眼镜和渐进镜片，可以提供不同视距的清晰度，有助于减缓近视的发展。

正交角膜镜（Ortho-K）是一种特殊类型的隐形眼镜，通过夜间佩戴改变角膜形状，以改善白天的视力。Ortho-K被认为可以减缓近视的发展，尤其适用于青少年。视觉训练通过一系列的眼部运动和聚焦练习，增强眼肌的调节能力，提高视觉效率。

手术治疗是近视干预的另一种选择，尤其适合符合条件的成年人。常见的手术方法包括激光屈光手术（如 LASIK、LASEK、PRK 等）、角膜植入物和晶状体替换手术。这些手术通过改变眼睛的屈光力，减少或消除对眼镜或隐形眼镜的依赖。

生活方式的调整也是近视干预的重要组成部分。增加户外活动时间、减少长时间的近距离用眼、保持良好的用眼习惯和定期进行眼部检查，这些措施都有助于控制近视的发展。此外，定期眼部检查对于及早发现并干预近视至关重要。通过定期检查，医生可以监测视力变化，并及时调整治疗方案。

尽管西医学提供了多种近视干预方法，但每种方法都有其适用性和局限性。患者应在专业医生的指导下，选择最适合自己的干预措施。未来的研究将继续探索更有效、更安全的近视干预方法，以应对这一全球性的视力健康挑战。通过综合运用药物治疗、光学矫正、视觉训练、手术治疗和生活方式干预，我们可以更有效地帮助近视患者改善视力并控制近视度数的增长。

（二）中医学的近视干预方法

中医学对近视的干预方法深植于其独特的生命观和健康理念，认为近视不仅是眼部的局部问题，而是与整体身体状况密切相关。中医认为，肝开窍于目，肾注精于瞳，因此，近视的发生与肝肾功能失调、气血不足、经络不畅等内在因素紧密相连。在这一理论指导下，中医对近视的干预方法主要包括中药治疗、针灸疗法、按摩疗法、气功疗法、饮食调养和生活习惯的改善等。

中药治疗近视，侧重于补益肝肾、养血明目，常用药材有枸杞子、菊花、桑葚、决明子等。这些药材具有滋补肝肾、清肝明目的作用。通过煎煮或泡制成茶饮，长期服用可以改善眼部血液循环，缓解眼部疲劳。针灸疗法则是通过刺激特定穴位，如睛明、攒竹、四白、太阳等，以调节气血，促进眼部血液循环，改善视力。针灸治疗需要在专业医师的指导下进行，以确保安全有效。

按摩疗法通过按摩眼周穴位，如丝竹空、瞳子髎、鱼腰等，放松眼部肌肉，促进气血运行，缓解眼部疲劳。气功疗法通过调整呼吸、意念和动作，帮助放松身心，平衡气血，对缓解眼部疲劳和改善视力有辅助作用。在饮食调养方面，中医提倡"药食同源"，建议多食用富含维生素 A、C、E 和蛋白质的食物，如胡萝卜、柑橘类水果、坚果、鱼类、瘦肉、蛋类和豆类等。

生活习惯的改善对于预防和改善近视至关重要。中医提倡"起居有常"，避免长时间近距离用眼，定期进行远距离视物，以放松眼睛。保证充足的睡眠，避免熬夜，减少对眼睛的负担。此外，适当的户外活动和接触自然光，也有助于缓解视疲劳，促进眼部健康。

中医对近视的干预方法注重整体调理和自然疗法，通过中药、针灸、按摩、气功、饮食调养和生活习惯改善等多方面的综合措施，旨在恢复肝肾功能，促进眼部健康。然而，中医治疗近视需要长期坚持，且效果因人而异。在实施中医干预的同时，建议与现代医学方法相结合，以达到最佳效果。通过这些方法的综合应用，中医学为近视的预防和干预提供了一种全面而深入的视角，有助于提高个体的整体健康水平和生活质量。

二、高度近视防控研究方向

高度近视根据年龄可分为早发性高度近视和迟发性高度近视。早发性高度近视通常发生在学龄前（小于 7 岁），而迟发性高度近视则发生在学龄后。在当今社会，高度近视的发病率日益升高，已经成为患者生活不便、学习受阻、就业障碍的重要原因。在高度近视人群中，由眼部病理性变化引起的严重并发症，如白内障、青光眼、玻璃体混浊、视网膜脱离、高度近视眼底改变等，一旦出现就会造成不可逆的视力下降，甚至导致失明，从而严重降低近视患者的生活质量，加重个人和社会的负担。对于出现眼部结构和功能改变的高度近视，迄今为止尚未发现安全、有效且无副作用的治疗手段。近年来，我国青少年近视的发病年龄越来越小，近视屈光度增长的趋势越来越快，随年龄增长成为高度近视的可能性也越来越大。因此，对处于视力发育敏感期的儿童、青少年进行科学、全面的屈光状态检查，及早采取干预措施，并进行定期随访，将有助于控制近视度数的增长和并发症的发生，从而降低高度近视带来的视力威胁。这是近视防控中非常重要的一步，也是全民面临的一项艰巨任务。

就目前而言，高度近视的矫正方法中效果最好的是近视矫正手术，例如，飞秒激光辅助制瓣的准分子激光原位角膜磨镶术（Laser In Situ Keratomileusis，LASIK）、飞秒激光小切口角膜基质透镜取出术（Small Incision Lenticule Extraction，SMILE）以及有晶状体眼人工晶状体植入术（Phakic Intraocular Lens，PIOL）等。其中，PIOL 是在保留人体自然晶状体的前提下，通过在前房或后房植入负度数的人工晶状体以矫正视力。这种手术方式可以尽可能保留眼睛原有屈光介质的良好光学特性，并且手术过程未损伤患者自身晶状体，保留了晶状体的调节功能，因此非常适合提升高度近视患者术后的视觉质量。

第二节　青少年近视防控常用方法

一、药物干预

近视的药物治疗包括口服药物和滴眼液的使用，主要以抗胆碱能类药物为主，最常见的有阿托品、消旋山莨菪碱和哌仑西平等。由于使用药物容易出现光敏感、视力模糊等副作用，而且需要大量的临床试验来综合评估药物的风险，因此，长期以来近视的药物治疗发展缓慢，争议较多。目前，也没有专门用于控制近视进展的药物上市。

阿托品是一种睫状肌调节抑制剂，浓度为 0.5% ～ 1.0% 的阿托品制剂在临床上常用于散瞳和麻痹睫状肌。其延缓近视进展的具体机制尚未完全明确，主要体现在限制眼轴和屈光度的过度增长，作用的靶点可能是视网膜或巩膜。目前，国内外大量研究均证实，不同浓度的阿托品滴眼液能够有效控制近视屈光度和眼轴的增长，并且其控制效果与浓度相关，浓度越高则近视控制效果越好。然而，由于低浓度（0.010%、0.025%、0.050%、0.100%）的阿托品制剂在局部应用后，能够有效延缓近视发展，同时不易对受试者的视觉质量产生不良影响；而高浓度（0.5%、1.0%）的阿托品制剂在局部应用后容易出现畏光、视近模糊、过敏性结膜炎、面红口干、停药后近视屈光度反弹等不良反应，使得阿托品在临床上的应用长期以来饱受争议。

二、体育运动

运动处方主要是用于恢复人体各项身体机能而制定的一系列措施，是指导人们有目的、有计划地进行科学锻炼的一种方法。现如今，运动处方的应用范围越来越广，逐渐扩展到了儿童近视防控领域，使人们逐渐认识到体育运动在延缓近视发展过程中可以起到积极作用。

近些年，尽管国家一直提倡学校减负，减少中小学生的课后家庭作业，增加户外活动时间，通过更多的体育运动来保护视力，但在实践过程中却很难实现。来自同伴的压力以及家长的期望迫使学生们不得不将更多精力投入学习，户外活动时间反而随着年级的增长越来越少。

体育运动无须借助眼镜和药物的辅助，是最廉价、最方便的视力保护方法。其控制近视的原理主要包括三点：一是在户外活动时，人们多处于远距离视物状态，瞳孔因自然光线刺激而缩小，使景深增大，视网膜成像模糊程度减少，从而能够抑制近视的发生；二是户外强光照射可以促进人体内多巴胺的分泌，国内外众多研究表明，多巴胺在抑制近视的发生和发展过程中具有重要作用；三是在运动状态下，眼球会频繁追踪物体，进行视远与视近的交替，这可以使睫状肌得到放松，同时锻炼睫状肌的力量，消除长时间近距离视物引起的睫状肌疲劳、痉挛、肌力衰退和调节紊乱，有助于提高动态视力。我们通常所说的"视力"一般是指静态视力，即眼睛在静止状态下分辨最小物体的能力。与之对应的是在观察移动目标时，对影像进行捕获、分解、感知，并看清细节的能力，即动态视力。动态视力主要是通过睫状肌的调节使移动的物体清晰呈现在视网膜上。由于眼球追踪运动物体比追踪静态物体所需的调节过程更为复杂，在此过程中，睫状肌得到充分锻炼。因此，动态视力的提高往往伴随着睫状肌调节能力的明显改善，对静态视力也会产生积极影响。

例如，网球与视力的关系。网球被击打后，由于其飞行距离远、运动轨迹多变的特点，运动员若想挥拍接球，就必须在击球前保持注意力集中，眼睛需要时刻跟随球体的移动，判断来球的飞行方向及飞行路线。在眼睛跟随球体移动的过程中，视远与视近的交替现象大量出现，这能够在一定程度上使眼睛周围的韧带和肌肉群得到锻炼，进而提升了眼睛内部睫状肌的收缩能力和弹性，从而促进了眼部健康。

与网球运动相似，在乒乓球运动中，由于每名运动员的击打方式和力度各不相同，乒乓球在空中呈现的运动轨迹和球速也随之变化。当眼睛观察高速移动、往返频率较快的球体时，睫状肌的收缩和舒张频率也会加快，因此可以有效锻炼运动员的动态视力，改善视功能。

相较于羽毛球、乒乓球等小球类运动，篮球、足球等大球类运动对近视发展的干预效果可能更为显著。在大球类运动中，双眼需要时刻追踪对手的移动位置和球的运动轨迹。再加上运动场地更加宽阔、参与人数更多、远近距离的变化更加丰富，这使得运动员的动态视力参与度更高，视觉锻炼效果可能更佳。此外，大球类运动中球体的飞行距离相对较长，移动速度相对较慢，有利于通过动态视力捕捉物体的运动信息，实现从"看得见"到"看得清"的转变。

由于近年来国家大力推行健康中国战略，在各个年龄段倡导健康文明的生活方式，可以预见，在未来的一段时间内，国家层面将日益重视体育运动在防治儿童青少年近视方面的重要性和独特价值。对近视儿童开展运动干预，不仅需要儿童自身具有锻炼意愿，还需要家庭和学校的持续引导与支持。在家庭层面，父母应营造良好的家庭体育运动氛围，以身作则，为儿童树立榜样，积极引导和陪伴孩子进行户外活动或体育锻炼。在学校层面，应促进校园体育改革工作进一步深化，逐步推进体教融合。中小学校应每天安排大课间体育活动，按照动静结合、视近与视远交替的原则，有序组织和督促学生进行室外活动或远眺，防止学生持续疲劳用眼。此外，各项运动应根据学生的年龄、身体状况以及学校和家庭环境进行选择，避免因运动方式不当或运动过度而导致损伤。

三、传统医学

（一）气血不足

全身经脉聚集于双目，眼睛的视功能有赖于血气滋养。只有当五脏六腑功能正常，能够及时将精微物质输注于眼，才能视物清明。若因先天脾胃虚弱，或因后天用眼过度，久视伤血，皆可导致气血不足，目失滋养，从而使视功能无法充分发挥其应有的作用。

（二）肝肾亏虚

明代著名医学家张景岳在《景岳全书》中言："肝得血则神聚于目，故得视。"肝开窍于目，因此眼睛的生理功能与肝脏密切相关。一方面，肝脏节调气血，输送精微物质至眼部；另一方面，肝脏藏血，眼受血则能视。若肝虚血少，气血不能滋养眼部脉络，则视力模糊，可能导致近视。

另外，肝肾同源，若先天禀赋不足，肾精亏虚，则无法滋养肝脏。此外，肾水滋养瞳仁，若肾水亏虚，则双目同样无法视远。

（三）心阳不足

传统医学认为眼睛是心的使者。《证治准绳》指出："心主火，火在目则为神光。故心阳充足，则目神得养，神光远及，视物清晰。"另外，心主全身血脉，若心阳不足，则血行推动不利，无力上行滋养双目，故视远不能。

除了上述观点之外，现代中医在传统理论基础上继承发展，对近视的病机提出了更加深入的见解。近代以来，越来越多的研究者认为近视的发病与脾气虚弱密切相关。根据我国医学史上"金元四大家"之一的李杲所著《兰室秘藏·眼耳鼻门》记载："夫五脏六腑之精气皆禀受于脾，上贯于目。"人体脾胃功能正常时，膳食中的各类营养物质才能被有效吸收，使气血充盈，眼周肌肉得以滋养，眼珠灵动，眼睛才能看清万物、辨别五色。若脾胃功能不佳，则眼周肌肉（如睫状肌）缺乏脾气的推动与调控，伸缩无力，用眼过度会导致肌肉劳损，调节不足则会出现近视。此外，人的思虑也与脾有关，思虑过度容易损伤脾。儿童青少年学习任务繁重、课业压力大，导致每日思考时间过长，会限制脾胃的正常运转，从而影响视力。研究者还认识到，中医认为偏颇体质可能是近视的重要病机之一，尤其是高度近视。中医体质分为平和质、气虚质、阳虚质、阴虚质、气郁质、血瘀质、湿热质、痰湿质、特禀质，共九种。阴虚质、气郁质、阳虚质是高度近视患者的主要异常体质。莫亚等对病理性近视人群进行了调查，同样发现气郁质、痰湿质、阳虚质、阴虚质是病理性近视的主要倾向性体质。

对于近视的治疗，传统中医学依据"实者泻之，虚者补之"的原则，以振心阳、益肝血、补脾气、滋肾精为法，使眼睛能够辨色视物。现代中医学常用的近视防控和治疗方法包括中药内服、针刺疗法、推拿按摩、耳穴贴压等。这些方法可以单独应用，也可以两种或多种方法联合使用。

（四）中药内服

作为一种重要的中医治疗方法，中药内服的临床效果和安全性经过了数千年的积累和大量实践，得到了国人的普遍认可和充分肯定。在古代，北宋医学家王怀隐主持编修的《太平圣惠方》中，有"猪肝一具，葱白一握，鸡子三枚"治疗"远视无力"的记载。清代御医吴谦主编的《医宗金鉴》之中有采用"定志丸"（由远志、菖蒲、朱砂、白茯神组成）治疗近视的记录。如今，当代中医学者也对中药治疗近视的效果进行了深入研究。

（五）针刺疗法

自古以来，我国医者都认为眼睛与全身的脏腑、经络联系密切。针刺作为一种基于经络腧穴理论的传统特色疗法，具有疏通经气、调节脏腑、通络明目的作用，自然而然地成为治疗近视的重要手段。针刺应用于视力改善可以追溯到西晋医学家皇甫谧撰写的中国第一部针灸学专著《黄帝针灸甲乙经》，通过针灸眼球周围及头面部等局部穴位来改善视力。此外，在现代西医学中，也可以为针刺疗法找到相应的理论依据。一方面，眼周血管丰富，针刺刺激可以扩张局部微血管，改善眼部供血；另一方面，有研究显示，针刺提高视功能可能与产生视觉电生理效应、增加视觉中枢电冲动以及在短期内兴奋颈部交感神经、缓解睫状肌痉挛有关。

目前，中医特色针灸已经成为近视防控研究的热门话题。近视的中医研究主要涉及中医理疗以及中医外治法，其中尤其以耳穴治疗和针灸治疗为研究热点。国内的诸多研究已经证明了中医针刺控制近视发展的可行性。

在已有大量临床研究证明针刺对近视患者视力改善效果良好的基础上，近年来关于针刺法延缓近视发展的研究逐渐开始探索不同的针刺技法。在传统针刺法之外，还包括皮内针、电梅花针、浮针等针刺技法。皮内针又称"埋针"或"揿针"，是古代针刺留针方法的发展。具体来说，皮内针疗法是将针具刺入皮内，固定后留置一定时间，利用其持续刺激作用来治疗疾病的一种方法。这种方法可以对穴位进行持久刺激，减少反复针刺带来的不便。

梅花针也称为"丛针"，是由多支短针集成一束叩击皮肤，用以疏通经络、调节脏腑、防治疾病的一种外治疗法。因施针后皮肤叩刺部位泛起的红晕形状颇似梅花，故名梅花针。这种方法刺激较轻微，更容易被年龄较小的儿童接受。电梅花针是由现代中医学者在梅花针的基础上发展而来的，可以通过电压差的变化产生类似针灸的刺激效应，促使眼周神经细胞兴奋，进而调节视力。该方法具有刺激强度大、患者疼痛感较轻微等优点，近年来在针刺疗法中的应用越来越广泛。

浮针疗法是一种利用一次性浮针在皮下疏松结缔组织中进行扫散和牵拉的针刺疗法。人体内的结缔组织具有支持、营养和保护肌肉的功能，并能联系体内各组织和器官。当浮针刺入颈肩部皮下后，通过在局部疏松结缔组织中进行大幅度的扫散，可以引起一系列机械牵拉效应，有助于修复肌纤维，改善异常的痉挛收缩，松弛肌肉，并缓解脑部和眼部的局部供血不足，从而对视力产生影响。

（六）推拿按摩

长时间过度用眼、疲劳用眼及配戴框架眼镜对眼周肌肉的压迫，会加速近视患者屈光度的变化，并可能会导致眼部的酸胀不适感。中医推拿按摩通过对眼周穴位、肌肉，以及远端穴位和经络的按摩刺激，增强脏腑功能，改善血液循环，加速新陈代谢，缓解肌肉疲劳，从而有效减少近视患者的眼部伴随症状。

（七）耳穴贴压

耳穴贴压法，简称压丸法，是一种将硬而光滑的药丸、磁珠等物固定在耳穴表面，通过贴压来治疗疾病的方法。通过贴压和按压相应的穴位，可以疏通经络，调节全身气血运行，促进眼部血液循环，缓解眼部肌肉疲劳和睫状肌紧张，从而达到控制近视发展的目的。耳穴贴压简便易行，能够起到持续刺激作用，并且安全可靠，无副作用，是我国传统医学的治疗方法之一。

第三节　近视防控误区

近视防控是公共卫生领域的一项重要任务，但在这一过程中存在一些普遍的误区，这些误区可能会影响防控措施的有效性。这些误区具体如下：

第一，一个常见的误区是认为近视是不可避免的，尤其是对有遗传因素的孩子。然而，研究表明，即使在有遗传倾向的情况下，健康的生活方式和合理的用眼习惯也能显著减缓近视的发展速度。

第二，有些人认为近视仅仅是一个视力问题，可以通过简单的光学矫正来解决。然而，近视不仅仅是视力下降，它还与眼睛的结构变化有关。如果不加以控制，可能会导致严重的眼科并发症。此外，过度依赖光学矫正而忽视日常的用眼卫生，可能会导致近视度数进一步加深。

第三，有些人认为，只要在户外待足够的时间就能完全预防近视，但事实上，户外活动的质量同样重要。例如，在强光下进行活动可能比在阴凉处或室内活动更有助于预防近视。

第四，有些人认为只有儿童和青少年需要关注近视防控，而成年人的视力已经稳定，不需要担心。然而，如果成年人不注意用眼卫生，也可能导致近视度数增加，尤其是在长时间使用电子设备的情况下。

第五，有些人认为近视手术可以一劳永逸地解决近视问题。虽然激光屈光手术等方法可以有效矫正视力，但它们并不能阻止近视的进一步发展，也不能治疗与近视相关的所有问题，如视网膜病变。

第六，有些人对近视防控的药物治疗持怀疑态度，担心药物的副作用。确实，药物治疗需要在专业医生的指导下谨慎使用，但合理使用低剂量的阿托品等药物已被证实可以有效减缓近视的发展。

第七，有些人忽视了定期眼部检查的重要性。定期检查可以帮助及时发现视力变化和眼部疾病，从而采取适当的干预措施。

总之，近视防控需要综合考虑遗传、环境、行为等多方面因素，并采取科学、合理的措施，包括培养良好的用眼习惯，增加户外活动时间，合理使用光学矫正工具，谨慎考虑药物治疗，并定期进行眼部检查。通过避免这些常见的误区，我们可以更有效地保护视力，预防和控制近视的发展。

一、认知误区

（一）近视不可避免

许多人认为近视是随着年龄增长必然会出现的问题，尤其是对于学习负担重的学生。然而，近视的发展与多种因素有关，包括遗传、环境和行为因素，通过正确的预防措施，可以有效地减缓近视的发展或避免近视的发生。

（二）忽视户外活动的重要性

有观点认为，只要在室内进行足够的视力锻炼就能预防近视，而忽视了户外活动在近视防控中的作用。实际上，户外活动不仅能够提供自然光照，促进眼睛的健康发展，还能避免长时间近距离用眼。

二、方法误区

（一）过度依赖光学矫正

一些人认为配戴眼镜或隐形眼镜就能解决所有视力问题，却忽视了视力保健的重要性。虽然光学矫正是近视治疗的重要手段，但如果不结合良好的用眼习惯，近视度数仍有可能继续加深。

（二）错误使用药物

在某些情况下，药物（如阿托品）可能用于控制近视的发展，但错误使用或过度依赖药物可能会带来副作用。此外，并非所有患者都适合通过药物来控制近视。

三、不能治愈的眼病

眼病至少有数百种，我们如何知道哪些眼病是可以治愈的，哪些眼病是可以控制的，哪些是无法治愈的？要进一步了解这些问题，我们首先需要了解一下眼睛的结构。

眼睛好比照相机，作为感受视觉的重要器官，它不同于其他器官，眼球内充满透明物质，光通过眼球时会产生折光现象。正是由于这个结构特点，才能利用光学仪器观察眼球内部的细微结构，从而帮助医生做出更精准的诊断。

瞳孔相当于照相机的光圈，视网膜相当于底片，眼前部透明的角膜和晶状体相当于照相机的镜头。透明的角膜具有折射光线的作用，而晶状体在观看远近物体时起到调节变焦的作用。晶状体的病变，如白内障，可以通过手术摘除并更换为人工晶状体来治愈。因此，发生在晶状体的眼病导致的失明被称为可治愈盲。

眼球壁的结构从外到内共分为三层。最外层为纤维膜，其中前端 1/6 的透明部分为角膜，后端 5/6 的不透明部分为巩膜，中层为葡萄膜，内层为视网膜。视网膜是视觉功能的重要结构，包含视神经、黄斑等。这部分一旦受损是无法修复的，发生在此处的眼病如青光眼、高度近视、糖尿病视网膜病变等无法治愈，但可以控制。因此，早期诊断和早期控制性治疗是关键。

四、近视致盲的危险性

过去，学术界认为近视眼不会致盲，近视加重后只需重新验光配镜即可。人们关注近视，主要是因为其患病率高和戴眼镜不便，却没有意识到近视可能致盲的危险性。

五、高度近视和病理性近视

近视的程度以屈光度（D）来划分，其中 1.00D 等于我们通常所说的 100 度。小于或等于 6.00D（600 度）的近视被称为普通近视，占近视人群的 80%，属于良性。大于 6.00D 的近视被称为高度近视，占近视人群的 10%～20%。超过 600 度的近视，如果伴随眼球延长，会出现一系列的眼底改变。这种改变是进行性且不可逆的，这类高度近视被称为病理性近视。

当人群中有 50% 的人是近视时，高度近视占近视人群的 10%；而当人群中近视的人超过 50% 时，高度近视则占近视人群的 20%。

此外，需要特别注意的是，一个人发生近视的年龄越小，他发生高度近视的可能性就越大。我们在学校进行科普时，许多老师反映，现在有不少学生刚入学时就已经近视。如果近视发生得如此早，他们将来大多数会发展成高度近视，这将对他们的日后生活产生很大的影响。

为什么学龄前的孩子会近视呢？引起近视的原因十分复杂，但可以归结为遗传和环境两大因素。遗传因素主要指父母都近视的孩子更容易近视。然而，从长远来看，遗传与环境也有密切关系。我们在门诊中经常发现，父母没有近视，但孩子早早戴上了眼镜，这时环境是形成近视的主要原因。学龄前阶段，孩子的眼球尚未发育成熟，如果突然进入视觉条件不理想的环境，并且长时间紧张地近距离用眼，就可能导致近视。这与现在的孩子沉迷手机、电子游戏以及过早接受学前教育有关。

六、近视眼查眼底的重要性

我们在学校进行近视防控科普时发现，虽然近视的学生通常会检查屈光度、眼轴长度和角膜地形图，但很少有人检查眼底视网膜。那么，为什么需要检查眼底并进行数码眼底照相呢？原因有以下三个：

①由于病理性近视的特征是眼底视网膜的改变，因此随诊监测视网膜的老化和病变对于防控病理性近视是十分必要的。

②近视眼的视盘周围萎缩弧（近视弧）的早期变化提示学生及家长近视有所进展。

③看患儿及家长的眼底形态相似性可预测患儿的遗传倾向及近视的易感性。

病理性近视致盲主要是由于视网膜过早老化、退化、萎缩。此外，还可能引发其他眼部疾病，如白内障、视网膜裂孔、视网膜脱离、青光眼、黄斑出血等。由于高度近视会引起一系列严重的眼部损害，而通常在近视早期，症状隐匿，大多数患者难以及时发现和就医，因此错过了最佳治疗时机，造成视力损伤或失明。因此，高度近视患者定期进行眼底检查是非常必要的。

建议未发现眼底病变的高度近视患者至少每年进行一次详细的眼底检查；

已经出现后巩膜葡萄肿、脉络膜萎缩改变、周边视网膜变性的患者应每3个月到半年进行一次详细的眼底检查；对于出现视网膜裂孔、青光眼视盘改变、黄斑病变、视网膜脱离等严重并发症的患者，应立即就医，进行规范化的眼科治疗。

七、养成戴眼镜的习惯

经常有人说："戴眼镜要认真，要经常戴，不能摘摘戴戴。"我们认为，学生在上课时需要看远、看黑板，这时应该戴眼镜。而在回家做作业时，如果近视度数在300度以下，可以不戴眼镜。因为近视眼镜是为了看远用的，看近处戴眼镜反而会增加眼睛的调节负荷。然而，如果近视度数在300度以上，看书时也需要戴眼镜。因为400度的近视视物的远点在25厘米，500度的近视视物的远点在20厘米，不戴眼镜只能趴在桌上看东西。

第五章

青少年近视防控中的体育干预

第一节　体育活动与视力健康分析

一、体育活动预防近视

体育活动在预防近视方面扮演着至关重要的角色，近视在现代社会中的普遍性不断上升，这与长时间室内活动和近距离用眼有很大关系。体育活动通过提供户外环境，让眼睛得到放松，减少眼睛的调节压力，有助于缓解视疲劳，降低近视发展的风险。

户外活动不仅增加了眼睛接触阳光的机会，有助于眼睛的正常发育，还能促进身体分泌多巴胺。这种神经递质被认为可以减缓眼轴的增长，从而降低近视发生的可能性。此外，体育活动种类繁多，如球类运动、游泳、徒步、骑自行车等，这些活动要求眼睛在不同距离上聚焦，有助于提高眼睛的调节能力及灵活性和适应性。

学校和社区应鼓励儿童和青少年积极参与体育活动，通过提供多样化的体育课程和安全的运动场所，创造有利于视力健康的成长环境。家长的角色同样重要，他们可以通过与孩子一起参与户外活动，培养孩子对体育活动的兴趣，同时加强家庭对视力保护的重视。

尽管体育活动对预防近视具有积极作用，但在实施过程中可能会遇到一些挑战，如时间安排、场地限制和天气条件等。为应对这些挑战，可以采取灵活安排体育课程、利用现有空间创造运动机会、鼓励创新运动方式等策略。此外，现代科技，如可穿戴设备和移动应用程序，也可以用于监测体育活动和激励学生积极参与体育活动。

总之，体育活动是预防近视的有效手段之一。通过增加户外活动时间、提供多样化的体育课程以及鼓励健康的生活方式，我们可以降低近视的发生率。这需要家庭、学校、社区和政策制定者的共同努力，以确保儿童和青少年能够享受到体育活动带来的好处，同时保护他们的视力健康。

二、学校体育锻炼对青少年近视的影响分析

（一）可有效减缓青少年近视状态的进展

一般而言，在缺少主动干预的情况下，青少年的近视状况不会表现出急剧加重的趋势，实际的统计数据在短时间内也不会出现较大的波动。然而，从长期的统计数据（一般指 5 ～ 10 年）可以看出，缺少有效干预的青少年视力状况呈现出逐渐恶化的趋势，并且这种趋势在后期会更加明显，对青少年近视的影响也会更大。这一规律实际上符合青少年视力变化的趋势，也是一种较为正常的状态。但如果在这种状态的变化过程中进行主动干预，则可以减缓近视的发展趋势，甚至可能停止这种趋势。换言之，青少年的近视是可逆的，并且可以通过主动干预进行改善。体育锻炼是对青少年视力进行主动干预的一种手段，但其对视力的影响非常缓慢且具有规律性，需要青少年在较为规律的作息条件下，进行有规律的体育锻炼，固定锻炼内容，并持续相当长的一段时间。尽管这种实质性影响的过程十分缓慢，但从缓解视觉疲劳、减少青少年学习压力的角度来看，体育锻炼的效果在短期内也会十分明显，这种效果与闭目做眼保健操的情形类似。

（二）可促使青少年养成良好的用眼习惯

良好的用眼习惯是改善青少年近视情况的关键所在。学生在日常学习和生活中，如果不能积极主动地参与体育锻炼活动，就很难养成良好的体育锻炼习惯。学校的体育锻炼具有一定的强制性，这种强制性可以为学生参与体育锻炼活动提供有效的动力支持。换言之，虽然学生的主动锻炼意识不强，或者系统的锻炼意识不强，但在教师的引导下，学生可以积极有效地参与体育锻炼活动。更为关键的是，学校的体育锻炼活动可以促使青少年养成良好的用眼习惯，这种用眼

习惯主要表现为劳逸结合、张弛有度的用眼状态。在学生学习压力较大或长时间静态用眼的情况下，通过参与学校的体育锻炼活动，教师可以引导学生根据自身情况选择合适的锻炼内容和锻炼时长。这样不仅可以实现体育锻炼的个性化，还可以为学生培养良好的用眼习惯提供有效参考，提高体育锻炼的整体质量，并促使学生的体育锻炼具备明确的目的性。

（三）可为提高青少年的身心健康水平提供有效支持

青少年的身心健康状况受到多方面因素的影响，这些因素一方面是学校教育，另一方面与家庭教育和社会生活相关。从学校教育的角度来看，体育教育作为关键内容，对青少年的身心健康水平有显著影响。具体表现为：首先，学校体育锻炼为学生身心健康的发展提供了规律性的发展路径，帮助学生养成良好的运动习惯，并增强运动动力，从而有效提高整体身体素质。其次，学校体育锻炼为提高学生的身体调节能力提供了基础条件。这种调节能力不仅包括骨骼肌肉的调节能力，也包括眼睛等小部位肌肉群的调节能力，可以有效缓解学生的近视问题，甚至改善某些类型的近视体质。目前，国家对青少年体育锻炼的要求有所提高，希望学生能走到户外，积极参与更多体育活动。近年来，学生的近视问题有所加重，但整体上表现出一定的可控性，这正是因为学校体育锻炼的增加，使这种可控性更加显著。

三、体育锻炼中学生近视预防和矫正的方法分析

（一）开展广范围的体育运动，突出视野的动态变化

一般而言，视野的远近调节在近视预防和矫正过程中起着显著作用，这也是乒乓球运动员几乎没有近视眼的原因。在学校体育锻炼中，教师可以选择类似的广范围体育运动，突出视野的动态变化，从而加强学生眼部肌肉的调节能力。在实际的体育教学过程中，如果室外运动条件允许，教师应引导学生积极参与室外的体育锻炼活动。尽管体育锻炼条件有限，很多学生的身体协调性也相对较差，但在室外运动中，学生可以获得适合的体育锻炼资源。在此过程中，教师还可以引导学生进行跑步、跳远等体育锻炼，这类运动形式虽然简单，但具有非常

明显的视野拓展特点。学生在参与这些运动的过程中，可以获得更好的视力调节体验。

（二）灵活使用体育锻炼工具，强化体育锻炼技巧

单纯和简单的体育锻炼通常缺乏较好的持续性。因此，体育教师在引导学生参与体育锻炼活动时，应积极准备体育锻炼工具，强化学生的体育锻炼技巧。这里所指的体育锻炼工具并非专业的训练设备，而是一些常见的运动基础设施，如球台、篮球架以及球网等。这些常见的运动基础设施可以帮助学生养成良好的运动习惯。更为重要的是，当学生学会利用这些运动基础设施后，他们可以将体育锻炼融入日常学习和生活中，而不局限于体育课，这样可以显著延长学生进行体育锻炼的时间。长时间的体育锻炼有助于有效改善学生的近视问题。因此，学校应加大对这部分的投入，为学生提供更多的体育锻炼基础设施，丰富体育锻炼工具的类型和资源，以促使学生更便捷、更高效地掌握体育锻炼技巧。

（三）强化体育锻炼理论教学，增强学生的体育锻炼意识

在开展体育锻炼活动时，应注重加强体育锻炼的理论教学，从理论层面丰富学生的体育知识，这也是促使学生养成良好锻炼习惯的有效手段。在学校体育教学过程中，教师应结合班级学生的实际情况，合理选择具体的教学内容。体育教学包括室内室外两个部分，室内教学同样非常重要，教师可以借此讲解体育锻炼的相关知识，如正确的锻炼姿势、有效的锻炼时间等，帮助学生在锻炼时设定明确的目标。更为重要的是，通过有效的理论教学，教师可以向学生展示体育锻炼与视力调节之间的联系，从而提供视力调节的方法，优化学校体育对青少年近视的影响，提高青少年体育锻炼的整体质量。

总之，学校教育对青少年预防近视有重要影响，这种影响的效果也具有良好的可持续性。在学生体育锻炼习惯的支持下，这种可持续性的实际效果会更加显著。教师在开展体育锻炼活动时，不应忽视理论教学，应站在学生的角度，讲解他们能够理解的体育基础知识，引导学生正确面对体育锻炼中的问题和困难，提高他们在锻炼过程中的适应性。从视力调节的角度分析，体育锻炼应融入学生的日常学习和生活，成为其中的一部分，并且不需要花费过多时间。运动时间

中，只要体育锻炼具备良好的动态特性，能够促使学生在阳光下奋力奔跑或积极行动，就能发挥出体育锻炼的优势，使学生获得良好的成长体验。

第二节　体育干预相关概念

一、体育锻炼干预

干预是一种为促进或维持特定个体或群体的态度、准则或行为而发展出的技术、处理方式、程序或计划。体育锻炼干预则是通过各种体育手段，对特定个体或群体在某些态度、准则或行为方面产生促进或维持的作用。对受干预群体的指导和促进是一项长期且系统、全面的工作。经过一段时间的干预，可以将受干预者持续、长久地引入健康模式。这种干预方式需要根据不同的目标导向进行特定设计。

在儿童青少年近视防控中，如何更好地发挥体育锻炼的作用？通过科学、系统地设计近视防控中的体育干预，强化学校体育在学生近视干预中的作用，营造良好的家庭体育氛围，提高社会各方对体育干预的意识。培养儿童青少年这一特定群体的体育干预意识与能力，养成科学用眼、终身体育的健康生活方式，以遏制当前低龄化、高发化的近视现象。

二、体育干预近视的科学原理

众所周知，体育锻炼能强身健体，而视力是身体的重要组成部分，因此体育锻炼也可以改善视力。视觉的训练和肌肉训练都可以视为体育锻炼的一种形式。参加体育活动时，要求参与者注意力高度集中，可以提高眼球的调节能力。随着身体的不断移动以及眼睛视近、视远的变化，睫状肌以及周围的肌肉韧带不断收缩与舒张，可显著缓解眼疲劳，促进眼睛的恢复。然而，中小学生在参与体育锻炼时，虽然重视其强身健体的作用，但往往忽视了其对视觉系统的锻炼效果。假性近视具有波动和不稳定等显著特点，体育锻炼可以有效提高眼睛内部睫状肌、眼外直肌等的调节能力，从而有效预防和治疗近视。假性近视的可逆性为通过体育干预近视提供了训练学依据。

另外，体育锻炼对眼压有缓解效果，是降低近视患者甚至青光眼患者眼压的有效手段。通过提高脉络膜的血流速度，体育锻炼为眼部营养物质的吸收提供了充足的条件，改善了营养状况，从而有助于防治近视。其次，在以光照为变量的研究中发现，近视儿童每天可见光的暴露量为915±519勒克斯，显著低于视力正常儿童的1 272±625勒克斯。户外的光照强度远高于室内，在高照度环境的刺激下会引起瞳孔缩小、景深增加，进而延缓近视的发生和发展。无论是在强光照（＞1 000勒克斯）还是在更强光照（＞10 000勒克斯）条件下进行户外活动或体育锻炼，非近视者的视力水平都能得到一定程度的保护。

综上所述，从运动训练学的角度来看，体育锻炼干预可以培养儿童青少年的健康用眼习惯，增强睫状肌的调节能力。从生理学的角度来看，体育锻炼可以增加光照时间，改善视力系统的营养条件，促进动态视力的发展以及整体体质的健康。因此，科学地参与体育锻炼有助于儿童青少年养成健康的生活方式，并提高视功能水平，从而促进身心的全面健康发展。

三、ICF 理论下青少年视力健康户外体育活动干预体系

我国是世界上视觉损伤患者最多的国家之一，其中青少年近视率已居世界第一，并且仍以低龄化和重度化的发展趋势持续攀升。面对青少年视力健康问题的严峻性以及近视发展的危害性，国务院、教育部、国家体育总局等部门多次提出"实施青少年体育活动促进计划，开展针对青少年近视等问题的体育干预""建立完善全国儿童青少年体育活动体系，吸引更多儿童青少年到户外参加体育活动"等具体要求。这些要求在肯定青少年视力健康问题现实紧迫性的基础上，进一步指明了健全青少年体育活动体系的施策方向，凸显了构建户外体育活动干预体系指导青少年视力健康防控实践的现实意义。

由世界卫生组织2020年发布的《国际功能、残疾和健康分类》（International Classification of Functioning, Disability and Health，简称ICF）包含一系列用于描述个体健康与功能状况、活动与参与情况以及生活背景和环境因素的标准化术语。这些术语能够为健康与功能状况的全面评估提供理论参考，并指导建立的疾

病干预体系在临床治疗与康复实践中取得了显著疗效。然而，由于 ICF 理论中的类目体系过于复杂，目前尚未形成适用于不同健康状况人群的功能评价工具。部分基于特定健康状况的类目组合仅适用于特定疾病人群。因此，在分析不同健康状况和不同场景的个体时，需要新的功能评估工具。因此，通过分析 ICF 理论指导户外体育活动干预体系构建的可行性与必要性，遴选了适用于描述青少年视力健康状况的 ICF 理论评估类目，并梳理了青少年视力健康评估类目与户外体育活动内容体系之间的效用机制。在解析理论建构基础、内容分析维度和具体干预措施的基础上，构建了促进青少年视力健康的户外体育活动干预体系，并进一步探讨实践干预内容和干预流程，为后续完善青少年视力健康防控体系、推进儿童青少年近视防控工作提供理论借鉴。

（一）基于 ICF 理论构建青少年视力健康户外体育活动干预体系的意义与必要性

1. 基于 ICF 理论构建青少年视力健康户外体育活动干预体系的意义

ICF 理论是用于描述健康及其相关状况的理论框架和分类体系。理论框架中的核心概念强调个体在特定领域的功能取决于健康状况和背景因素之间的相互作用，其中一种成分的变化可能会对其他成分产生促进或阻碍作用。分类体系描述了人类功能领域中概念之间的关系，使用详细的术语表构建有关功能的本体与范畴，涉及身体功能和结构、活动和参与、环境因素、个人因素等类目。这不仅是对人类功能信息的简单维度分类，还包含比分类更加丰富的概念及类目等级结构，展示了概念之间彼此联系并相互制约的关系，使人类功能领域的知识表达能够有效展示。

以构建促进青少年视力健康的户外体育活动干预体系为出发点，遴选 ICF 理论中用于评估视力健康状况的相关类目，有助于对青少年视力健康状况进行客观描述，从而明确户外体育活动干预对象的矫治状况与干预效果的量化表达。借鉴 ICF 理论模型中构成个体健康状况的分类成分，有助于针对性分析影响青少年视力健康状况的效用因素，指导户外体育活动干预维度的梳理与干预指标的形成。基于 ICF 理论中个体健康状况与背景性因素的互动关系，能够为户外体育活动干预体系建构提供社会集体行动层面的逻辑路径，从而拓展对视力不良的干预维度。因此，通过 ICF 理论中不同类目内容、分类系统、互动关系的有效联接，能够从"生物个体—社会"等多层面拓展户外体育活动干预体系的建构思路，有效指导户外体育活动的干预实践。

2. 基于 ICF 理论构建青少年视力健康户外体育活动干预体系的必要性

儿童青少年阶段的视觉系统发育具有一定的规律性和特殊性，尤其是在眼轴长度快速增长的婴幼儿期和缓慢增长的青少年期，视觉系统的发育状况将直接影响青少年乃至成人阶段的视力健康表现。聚焦于青少年正视化发展的关键阶段，ICF 理论有助于筛查不同时期儿童青少年的屈光状况及视觉系统发育的异常情况，有效辨别视觉、知觉等功能状况，以及眼眶、眼球等眼部结构的不良表现及病变程度，辅助户外体育活动干预措施的针对性实施，从而尽早实现对不同发育状况儿童青少年的分级管理与科学矫治，控制高度近视、病理性近视及其他视觉障碍的发生与发展。对于影响正视化发展及视觉系统发育的不良因素，ICF 理论则将分析视角从视觉系统的发育状况拓展至青少年的日常活动与参与表现，强调以身体结构与功能的损伤为参考，真实反映青少年在实际情境中的立体化视觉表现能力。基于 ICF 理论构建的户外体育活动干预体系在融入青少年生活环境等背景因素的基础上，填补了现有量表过分强调眼部健康状况与视觉活动的不足，从而提高了青少年视功能评估的综合性与全面性。

（二）ICF 理论下青少年视力健康户外体育活动干预体系的构建

将户外体育活动界定为在户外环境中运用各种体育手段，以促进人的健康与全面发展为目的的身体活动。基于对概念内涵的明确，ICF 理论下青少年视力健康户外体育活动干预体系的构建思路为：第一，基于 ICF 理论筛选适用于描述青少年视力健康状况的评估类目，形成视力健康评估模型，为干预体系构建提供理论框架与指标参考。第二，梳理青少年视力健康评估类目与户外体育活动内容体系之间的相关研究，探讨干预措施效用的作用机制与阈值要求，强化干预体系构建的文献支撑与内容基础。第三，立足个体健康与社会环境等多元视角，以结构性、完整性、有效性为原则，构建 ICF 理论下青少年视力健康户外体育活动干预体系，并探讨干预体系有效指导实践的主要流程。

1. 基于ICF理论构建青少年视力健康户外体育活动干预体系的评估类目

ICF理论通过全面的类目体系，完整且详尽地涵盖构成个体功能的所有健康领域分类。ICF理论的类目编码多达1 424个，庞大的类目体系和多元的分类结构在应用中造成了困难。然而，将ICF理论体系与具体疾病有效结合，可以立足于特定疾病和环境基础，筛选出能够代表个体功能状况、评估健康状况的最优类目，从而形成特定功能和健康的分类模式。对于青少年视力健康而言，类目的筛选有助于形成聚焦于青少年视力健康的评估类目模型，从而简化ICF理论的应用流程，并为构建户外体育活动干预体系提供理论框架参考。

通过对ICF理论中关于青少年视力健康相关的身体结构和功能、活动与参与以及背景性因素的筛选与分析，整理形成了以"2部分—4成分—14大类目"为主的ICF理论下青少年视力健康评估类目模型（以下简称ICF评估模型）。其中"身体结构与功能"主要指与双眼相关的结构与功能，"活动与参与"及"背景性因素"则聚焦于青少年视力健康影响下的活动与参与内容以及背景性因素。在具体操作中可根据针对性的评估类目形成对青少年视力健康状况的准确描述，以此指导户外体育活动干预体系的构建。

2. 基于ICF理论评估类目的青少年视力健康户外体育活动干预内容

（1）以户外体育活动为核心的"眼部结构与视觉功能"干预，强调户外体育活动而非单纯的户外活动对青少年视力健康的影响。其关键在于，户外体育活动不仅仅是简单的"由于骨骼肌活动所产生的任何消耗能量的身体移动形式"，而是对活动内容在时间、强度、频率或方法等方面有具体的要求。这不仅是开展户外体育活动的基础，也是有效干预"眼部结构与视觉功能"相关内容的关键。

基于对评估类目的梳理，青少年视觉功能包含精神功能中的注意力功能以及知觉功能。这些功能强调对外部刺激的反应，以及运用眼部器官进行识别与感知的能力，而视力不良的青少年可能会丧失这些功能。除精神功能外，ICF评估类目中还包含视功能、眼及其相邻结构的功能及相关的感觉，其内容较为丰富，涉及多种视力不良表现及具体症状。基于对现有研究的梳理，体育活动对青少年持续注意能力和辨别能力、运动空间感知能力、视觉和前庭自我运动知觉相关大脑区域的神经可塑性，以及视功能中多种视力不良症状均有一定的积极影响。但要实现积极影响，需要强调体育活动的设置，其中包括闭锁性技能、规律性运动周期以及中高强度锻炼，常被作为效用发挥的条件参考。

与视觉功能不同，户外体育活动对青少年眼部结构的干预所引起的变化，不仅能够作为保护视力健康的有效表现，还可以在一定程度上解释其效用机制。研究发现，户外体育活动对青少年视觉功能及眼部结构的效用机制主要体现在以下几个方面：有组织的有氧运动会导致视网膜小动脉直径变宽、晶状体后移，从而促进眼球结构中的血液循环；中高强度体育活动同样有助于引起脉络膜及眼部血流量的变化，受影响下的脉络膜厚度变化常被视为体育活动引导正视化过程的重要机制；以乒乓球为代表的小球类运动项目被发现能够有效促进睫状肌的收缩舒张，进而改善因睫状肌调节能力异常而产生的假性近视；长期耐力训练或短期急性有氧运动能够引起神经系统中脑源性神经营养因子（Brain-derived Neurotrophic Factor，BDNF）水平的释放与表达，而BDNF对视网膜疾病的自然反应起着重要作用。

因此，户外体育活动作为干预措施，在ICF评估类目中对"眼部结构与视觉功能"发挥了积极作用。而在户外体育活动中，体育手段的设置成为其效用发挥的关键。对于视力不良的青少年，应注重根据户外体育活动的效用机制及视力不良的具体表现，设置针对性的活动项目和方法，并将长周期、中频率、短时间的中等强度有氧运动作为锻炼时间、频率以及强度的参考。

（2）以户外体育活动开展形式要求为核心的"活动与参与成分"干预。在ICF评估类目中，"活动与参与"成分描述的是青少年因视觉问题在社会生活中可能面临的活动与参与限制。通过对活动参与质量的评估，可以显示出青少年在特定领域所能达到的最高功能水平，从而客观反映青少年的视力健康状况。这表明"活动与参与"的限制表现并不是直接影响青少年视力健康的主要原因，而是视觉受限时的客观表现。因此，当将户外体育活动应用于"活动与参与"时，可以考虑跳脱"干预—改善"的传统思路，将户外体育活动作为青少年视觉功能的健康筛查措施。通过开展多样化的活动形式，具体化青少年的视觉表现，判断视力不佳的青少年在社会参与过程中的局限，从而形成个人与社会多层面支持的户外体育活动干预实践。

第一，以游戏形式评估青少年活动交流表现。游戏与青少年发展关系密切，游戏形式的户外体育活动以游戏为基本形式，以身体动作练习为基本内容，强调通过运动性和游戏性激发青少年对体育活动的兴趣，侧重筛查青少年的视力健康状况，评估视力不良青少年在活动与交流中的受限情况。

游戏以身体活动为基础，通过对步行、跑步、追逐等特定环节的自由设置。能够评估青少年在游戏中对动态视觉等相关功能的运用能力。游戏形式还为青少年创造了一个虚拟社会环境，青少年在活动过程中能够通过肢体活动来与他人沟通，传达和反映射自身的情感体验，从而帮助他们建立自我认知。因此，对于视力不佳或存在潜在隐患的青少年，以游戏形式开展的户外体育活动有助于及时筛查视觉异常表现，判断游戏过程中的活动与交流受限情况，从而综合判断青少年的自我认知与运动认知等能力。

第二，以课程形式评估青少年教育接受表现。课程形式下的户外体育活动，以运动项目群所共有的基本知识、技能和技术为主要教学内容，包含体适能、运动项目以及运动训练等课程内容。其数学目的是改善学生的体适能表现和提高学习能力。课程强调通过教学实践和运动参与，评估青少年的立体化视觉运用能力与动静态视敏度，考量视力不良青少年在学习过程中可能遇到的限制，剖析教学实践与运动参与中的具体受限原因，从而为视障青少年开发适应性户外体育活动课程提供借鉴。

围绕体适能开展青少年户外体育活动课程，强调维持适宜的活动强度、时间及频率，注重在传授过程中评估青少年的患病风险，并与条件设置下"眼部结构与视觉功能"改善相呼应，以此分析视力不良青少年的健康体适能水平。运动项目课程旨在促进青少年学习和掌握不同运动项目的户外体育活动内容，提高他们在考察特定视觉功能的运动项目中的学习能力，评估青少年对特殊视觉刺激的专注与体验。针对眼肌锻炼与眼部功能改善的视觉训练课程，可以根据青少年视力状况、三级视功能以及眼部肌肉的差异，选择并运用脱抑制训练、集合功能训练等不同类型训练方法，分析青少年在进行课程训练时的视觉调节能力，从而实现对青少年"眼部结构与视觉功能"的准确评估与筛查。

第三，以竞赛形式评估青少年的人际交往表现。通过竞赛活动结合青少年群体的视力健康筛查，其目的不再局限于分析青少年在活动状态中的"眼部结构与视觉功能"的分析，而在于从心理层面分析竞赛参与中的青少年是否存在视力不良或视障患者常见的视觉心理障碍（如自卑、抑郁、过度依赖以及社交恐惧等）以及由此引发的人际交往局限等问题。这种从视觉心理层面的筛查不仅有助于尽早发现青少年的心理健康隐患，防止他们陷入对视力不良的恐慌，也能够通过践行"治未病"的观念，提高青少年对视觉不良表现的心理应对能力。

视力不良的青少年在事物认知和情感体验中存在局限，这使他们容易丧失独立自主能力，难以独立面对选择并做出反应。单人竞赛活动考验青少年能否与对手建立良好的非正式社会关系，并强调在比赛过程中展示自我超越、永不言败的拼搏精神。这有助于视力不良的青少年在体验成功与感悟失败的过程中唤醒独立意识，培养自尊自信的健康人格。与单人竞赛不同，团队竞赛活动形式包含体育竞赛中的规则与尺度，同时也体现团结与协作。在团队竞赛中，青少年需要对队友、对手以及团队角色（如篮球比赛中的控球后卫、得分后卫、中锋、小前锋）等身份进行准确转换与处理，这考验着青少年如何以适宜的尺度根据竞赛规则与他人保持或调整人际关系。通过分析青少年在团队竞赛中的人际交往表现，有助于在筛查青少年是否存在社交恐惧等视觉心理障碍的基础上，进一步评估视力不良青少年的社会交往能力。社会性竞赛活动作为能够同时涵盖单人与团队竞赛形式，其竞赛视野扩展至社区、社会或全国性目标群体。因此，青少年在社会性竞赛中的表现，不仅可以作为评估视力不良青少年社会参与受限程度的有效指标，也为分析他们如何更好地实现社会融入提供重要参考。

基于户外体育活动干预ICF评估类目中的"活动与参与"成分，应从重视改善的诊治思路转向强调筛查的预防思路，注重以活动方式为核心的户外体育活动。根据不同活动方式的内容、形式和开展特点，实现对青少年视力健康隐患的准确筛查，对活动参与进行动态分析，并有效评估青少年的发展能力。

（3）以户外体育活动的多元环境交互为核心的"环境因素"干预。个体的功能和残疾被认为是健康状况与背景因素之间动态交互作用的结果，青少年的视力健康会因背景因素交互的差异而表现出不同的情况。ICF理论提出个人和环境两类背景因素：个人因素是背景因素的构成成分，但由于大量的社会和文化差异是与之相关的，因此在 ICF 理论中没有对其进行分类；环境因素指构成个体生活背景的外部或外在世界的所有方面，并对个体的功能产生影响。通过梳理背景性因素的类目构成发现，环境因素包括自然与社会、宏观与微观等多维层面。不同类目间既存在较强的关联性，又在与健康状况交互中评估不同类目间的差异与区别。因此，聚焦青少年视力健康的环境因素梳理，有助于从多维层面串联相关类目，以形成系统化的环境因素分析体系，从而立足多元环境分析视角辅助户外体育活动干预体系的建构。

第一，通过开展活动来调控适宜的自然环境。在环境因素中，与青少年视力健康相关的自然环境主要包括自然地理和光线。随着光线与青少年近视关联性的发现，以光环境为主导的自然因要素逐渐成为影响青少年视力健康的新重点。光是视觉系统成像质量的前提条件，光环境中产生的正确视觉信号传递到大脑中枢后，会激活视觉发育过程，提供正常的屈光状态和视功能；而不良光照会产生不正确的视觉信号，从而引起视觉系统异常发育。对于光环境而言，紫光、日光照强度和累积光照均被发现对青少年视力健康具有积极作用，这种效益更多被解释为光照度调控下视网膜多巴胺合成的增加，以及光照对人体合成维生素 D 的促进作用。室内常用照明的光谱组成与光照强度往往难以达到积极作用的阈值，这也凸显了户外环境的重要性。

在肯定户外光环境效用的基础上，对光环境中的各项阈值要求与作用机制进行分析，可以进一步凸显户外体育活动对青少年视力健康干预的可行性。对于锻炼眼部肌肉的活动项目（如网球、足球、篮球），这些活动多在户外进行，能够满足光谱构成与光照强度的要求；而对于改善眼部功能的体育活动，其长周期、中频率、短时间的条件要求也与每日累计光照时长的阈值范围相符。不仅如此，对于当代青少年而言，固定且重复地暴露于户外环境中既枯燥乏味，又难以避免继续使用社交媒介，从而增加眼部近距离工作的负担。通过开展游戏、课程或竞赛形式的活动，能够有效避免类似情况的发生，并在户外体育活动过程中进一步激发青少年的活动兴趣，提高户外光环境的效用周期与表现。因此，作为自然环境的重要组成部分，户外光环境可以根据光谱构成、光照强度、光照时长等不同条件，对青少年的屈光状态及视力健康产生差异化影响。通过开展户外体育活动，可以有效调控青少年在户外环境中接触的光照因素，达到户外光环境积极作用的阈值条件，从而突出自然环境对改善青少年视力健康的实践意义。

第二，以发展活动营造健康成长氛围。作为户外体育活动干预体系中环境因素的重要组成部分，对社会环境的理解包括两个层面：一是社会环境强调社会结构或文化背景等对个体产生的影响，而户外体育活动作为具体的干预措施，较难从宏观层面直接干预社会环境对个体的影响。然而，户外体育活动可以作为评估社会环境对青少年视力健康影响的部分中介变量，通过分析社会环境对户外体育活动的态度和开展情况，进而有效预测户外体育活动对青少年视力健康的干预程度与实施范围，从而分析社会环境对青少年视力健康的间接影响；二是社会环境包括技术、支持、态度、政策等维度，类目内容丰富且存在一定因果关系。因此，从实际操作的角度出发，对社会环境层面的类目内容不应孤立看待，而应立足于执行主体，将类目内容进行系统梳理与逻辑串联，以实现在分析类目内容对青少年视力健康影响的基础上进一步落实相关责任主体，为改善社会环境明确主导力量与联动对象。

从家庭角度分析，态度及支持相关的类目指的是亲属对青少年参与户外体育活动以及户外体育活动对青少年视力健康的影响所持的态度。视力不佳的青少年渴望在家人的陪伴下进行体育活动，并且在家人鼓励下参与进行体育活动的视力不佳的青少年表现出良好的社交能力。因此，家人对户外体育活动的认可与支持有助于促进青少年参与体育活动；积极的态度也能够增强支持性行为倾向。提供可行的体育用品与技术，如在家庭中使用Wii-Fit平衡板进行视觉反馈与训练，也有助于增加亲属对体育活动的支持。

从校园角度分析，教师作为青少年校园生活中的重要他人，其态度能够直接促进视力不良学生的自我价值实现。关于视力不良学生身体活动的相关研究表明，教师的鼓励等因素在积极影响视力不良学生参与身体活动的基础上，进一步发现学生从教师那里感受到的学习支持和情感支持显著大于能力支持，这体现出情感层面的支持对提升青少年身体活动具有显著影响。此外，校园环境中的体育教学用品、技术、场地设施及制度条例的供给情况，例如智能设备结合网球教学的户外网球训练场、户外营地教学技术模式以及体育学业评价制度等也与青少年体育活动显著相关。

从社区角度分析，高水平的邻里关系可以转化为集体行动和相互支持，这对于需要同伴共同参与体育活动的视力不良青少年而言至关重要。邻里关系中体育锻炼的开展离不开社区体育场馆及户外活动场地等基础设施的支持，场馆或场地中运动设施的配备情况也是影响青少年社区体育活动的重要因素。对于视力不良青少年而言，运动场地的可达性、运动设施的便捷性、设施与医疗技术的结合性，以及来自体育与医疗专业人员所提供的视力适应性指导与人身安全保障，已经成为更具针对性的社区环境评估要素。

除此之外，围绕青少年体育与健康展开的多项政策服务及制度，不仅是促进青少年体育发展、改善青少年体质下降的导向性力量，也成为各职能部门明确自身服务供给、监督政策执行能力的重要保障。例如，通过医疗卫生部门开展户外体育活动与视力健康关联性的教育宣讲，将户外体育活动作为视力健康干预措施的制定与实施，在进一步验证其有效性的基础上，可作为评判户外体育活动干预措施专业性与科学性的参考。通过新闻媒体相关部门多样化的传播方式和多维度传播内容的制作，可作为提升户外体育活动干预措施传播度与知晓度的参考。通过国家体育总局及相关体育部门对户外体育场地及设施建设、户外赛事活动供给以及户外体育活动指导等内容的供给情况，可作为评判户外体育活动干预措施基础性与保障性的参考。通过教育部及相关教育行政部门对校园户外体育活动制度的健全、运动医学及体育教学相关人才的培养以及运动处方和视觉训练等科研成果的运用与转化的要求，可作为评判户外体育活动干预措施创新性与可持续性的参考。

由此表明，针对相关部门在青少年体育活动与视力健康方面的政策服务供给内容和供给情况进行分析，有助于从行政支持的角度探讨户外体育活动对视力健康的干预措施的公共性与协调性，从而保障户外体育活动干预措施的有效评估与有序开展。

综上所述，环境因素分为自然环境与社会环境：自然环境能够通过户外体育活动为载体，调节青少年所处的自然环境，从而对青少年的视力健康产生生理性影响；社会环境则能够通过户外体育活动为中介，营造有利于青少年健康的社会氛围，从而对青少年的视力健康产生社会性影响。通过对这两者的探讨，有助于从不同环境视角分析青少年开展户外体育活动的利弊条件，因此评估环境因素对青少年视力健康的重要影响。需要强调的是，保护青少年视力健康是一项系统性工程。尽管在分析中需要区分不同环境的影响，但保护青少年视力健康不能忽视各要素之间的互动与关联。应在多元环境交互影响的前提下，促进相关主体的通力合作，形成体育干预的社会观念、多方协同的社会态度和多元联动的社会行动，从而最终提升青少年视力健康水平。

第三节　青少年近视防控中的体育干预对策

一、增加体育时间，缓解用眼压力

（一）落实"开足体育课程"要求

一线体育教师在访谈中表示："'开足'体育课涉及因素众多，在实际开展中有待进一步落实。"体育课时不达标、教师配备不足、体育课和大课间被"征用"的现象屡见不鲜。"开足"体育课不仅包括课内时长，也应包括课外体育时长，例如大课间体育活动和课后体育锻炼等。体育课程开设不足导致学生在校期间体育活动时间不足，经过高强度近距离用眼后，缺乏足够的条件放松眼部肌肉，影响学校体育对近视的干预效果。

（二）开展"大课间"体育游戏干预

学生长时间在教室内的学习活动使睫状肌紧张，可能导致眼睛干涩或看远处物体模糊。科学地开展大课间体育活动可以放松眼部肌肉，促进血液循环，避免出现假性近视的情况。大课间作为学生体育活动的重要第二课堂，对于保证学生每天在校的体育活动时间具有重要意义。

学校可以根据校园特色体育项目开展大课间体育活动，或围绕学生的体育兴趣引进校外资源，形成俱乐部教学模式。也可以通过自主设计基于强化动态视力的体育游戏，在项目选择上尽量偏向于球类或包含快速移动目标的游戏项目。对学生的大课间体育活动进行趣味化和科学化设计，以干预近视防控，提高学生参与积极性，放松眼部肌肉，在活动中主动促进视力健康，同时增加体育锻炼时间，使学生摆脱久坐带来的伤害，更好地实现体育锻炼的干预效果。

（三）保证家庭体育锻炼干预

家庭体育作业的设计需要考虑现实条件、个体差异和锻炼目的等因素。例如，在寒暑假期间，如何合理结合室内与户外项目，考虑所在社区的体育设施状况，以及提高体育锻炼对近视防控的针对性等。首先，在布置家庭体育作业时，应考虑学生家庭周边的体育设施情况，采取自选作业策略。如果有乒乓球台或小区篮球场，学生可以选择相应的球类运动为主；如果场地条件不允许，可以选择对场地要求较低的运动，如羽毛球或排球；也可以选择与家长共同参与体育锻炼。其次，在体育课期间，应对家庭体育作业的内容进行详细讲解，将学习的体育项目训练内容进行分解、整合，优化为可以在家自行练习的锻炼步骤，培养学生自我监督、自我评价和自主锻炼的能力。最后，通过在家长群中分享网上图片或视频进行线上报告，或使用各类手机运动 APP 进行打卡监督等方式，确保作业落实，保证体育锻炼时间，从而取得干预实效。

（四）增强"家校"联合督管

首先，家长与教师应保持密切沟通，尽可能与孩子一起参与锻炼，并记录锻炼情况，将这些情况反馈给老师，为优化家庭作业内容提供参考。老师则可以据此提出相应的指导建议，从而形成一个有效的家庭体育作业机制。其次，通过线上反馈，学生可以看到家长群中其他小伙伴锻炼的图片或视频，形成比较心理，这有利于激发学生参与体育锻炼的积极性。在老师和家长的共同配合下，督促孩子主动掌握更多运动技能，加入"全民健身"的行列，养成"终身体育"的习惯。这样可以避免孩子在家时沉迷于电子设备，降低用眼强度，促进孩子积极参与体育锻炼，从而降低近视发生的概率。对于已经患有近视的孩子，近视程度也可以得到有效遏制。

另外，有研究发现，父母都参加体育锻炼的孩子近视率明显更低。言传不如身教，家长作为家庭体育的引领者，在监督孩子进行家庭体育锻炼的同时，也要从自身做起，热爱运动、坚持运动。可以通过参加体育社团、体育亲子班、上网学习和观看精彩赛事等方式提升个人体育兴趣和体育技能，养成经常参与体育的习惯，提高家庭体育开展的频率。同时，为家庭体育创造时间，将其纳入规划，精心设计活动内容，选择适合的场地，营造良好的氛围，为子女树立榜样，促进子女体育兴趣和体育习惯的传承，并鼓励孩子积极参加学校或社区组织的户外体育活动。通过实际行动为家庭体育营造良好的内部环境，营造家庭体育氛围，增强"家校"联合督管的效果。

二、丰富锻炼手段，加强体育干预

（一）强化体育干预课程设计

首先，在知识与能力教学目标中应包括对体育干预知识与技能的掌握；在情感态度与价值观目标中，应包括对体育干预科学性与重要性的认识。在每两周一次或每月两次的体育课教学中，应涉及对基本眼部保健知识和方法的掌握。

其次，在干预内容的选择方面，以小球类运动为主的干预效果最佳，建议选择乒乓球、网球、羽毛球等普及率高的小球类运动项目。在体育锻炼的干预频率与周期方面，根据研究建议，在小学生群体中，采用长周期（＞24周）、中频率（每周3次）、短时间（＜90分钟）的体育锻炼能更好地改善视力。具体而言，采用16～24周的干预周期、每周3次的干预频率、每次60～90分钟的体育锻炼方案对学生视力健康的影响效果最佳。小学阶段是视力发育的敏感期，每学期的上课时间为18～20周，低年级与高年级每周规定的体育课时分别为4次和3次，每次40分钟，这些都是适合开展体育干预的时间与年龄段。

最后，在开展体育干预时，要突出运动项目中的视觉锻炼因素，包括技术动作中的视近、视远、转视、睁闭、静视、抛视、统视等动作。在卫生健康教育中，应向学生传授关于近视、弱视、散光、自我评价、运动处方等方面的知识。在系统设计体育课程时，应明确体育干预的目标、内容以及周期频率，丰富体育课程中针对近视防控的干预内容。在完成运动训练和视觉训练的同时，实现增强体质、锻炼视觉功能、维护学生身心健康的目标。

（二）优化学校体育干预锻炼手段

不同的体育项目在开展方式上各有不同，其在运动环境、运动强度和动作类型等方面的差异导致其在干预近视防控中的效果各有千秋。一般来说，球类运动和开放性运动项目的干预效果较好。然而，大多数学校在开设体育课时，通常依据学校的传统或现有的设施条件，课程内容带有一定的主观随意性，存在早期专项化和过于低龄化等问题。很少有教师在选择项目或活动时将近视防控纳入备课范围。因此，体育教师在制订教学计划时，应增加对影响学生近视形成因素的考虑，优化体育课程，完善大课间活动，科学选择寒暑假体育作业项目，充分把握学生成长和发育的关键阶段。通过采用合理的干预强度、适度的干预周期和频率的体育锻炼干预策略，为学生形成健康视力提供有效帮助。这将有利于提高在儿童青少年近视问题中体育运动干预的科学性。

1. 提升学校体育干预针对性

在落实近视防控指引时，老师和学生需要充分利用现有的体育课程与教学资源，因时、因地、因人制宜地开展体育干预。8～15岁的中小学生正处于近视发病率上升的初期阶段，电子产品因其丰富的内容和体验逐渐占据了他们的闲暇时间，兴趣习惯也逐渐从户外活动转向"线上"。因此，要抓住近视防控的关键期，丰富学校体育项目的选择，提高学校体育锻炼的吸引力，加强体育干预的针对性。

从不同年龄阶段来看，8～12岁的小学生在近视防控方面的意识较为薄弱，但通常活泼好动。因此，可以将"玩乐为主"的体育游戏作为一种策略。例如，"丢沙包"作为一种民间游戏，对学生的动态视力有很好的锻炼作用。此外，穿梭拉拉球、彩带飞盘球、回旋镖等，都是武汉市江汉区红领巾学校大课间的游戏项目。周琴在研究中通过游戏器具体育活动来发展学生的动态视力，利用软接球器、多彩弹力数字球、雪糕筒、粘靶盘等现代游戏器具开展体育游戏，并规定不同的练习次数来控制用眼次数与频率，让孩子们通过手眼协调锻炼眼部神经，发展动态视力，从而达到预防近视的效果。可见，学校可以自主设计类似有针对性的"护眼"体育锻炼，丰富体育活动，提高学生参与体育干预的积极性，保护视力健康。

12～15岁的初中生在性格和习惯方面更加成熟，低年级较为幼稚的身体活动已经不能满足他们的身心发展水平。同时，由于体育在中考中的占比不断提高，活动项目应多以有氧体育运动和球类运动为主。其中，有氧运动包括田径项目或简单的对抗项目，比如中长跑练习、跆拳道等，或尝试低强度的负重力量训练，如哑铃操。在跑步练习中，教师应注意正确跑步姿势的引导教学，防止出现弯腰驼背、低头盯着地面等不利于视力健康的锻炼习惯。另外有研究表明，中、重度营养不良学生的视力不良率高于正常学生，中高强度有氧锻炼可以促进人体营养吸收。维生素D水平与眼轴长度呈负相关，因此，有利于提高体育干预效果。其次，可以选择对改善视力、预防近视效果更佳的小球类运动项目，如乒乓球、羽毛球、网球等。参与者需要通过观察物体移动轨迹来做出准确判断，在反复的睫状肌紧张与放松交替中，使睫状肌功能得到充分训练。经过12周的乒乓球练习干预，部分近视儿童的视力已经逐步恢复到接近正常水平，其效果仍可维持到3个月以后。如果进行乒乓球训练的时间足够长，近视儿童的视力改善效果会更加明显，大部分参与训练的患有假性近视的儿童视力可以恢复到正常水平。

从性别方面来看，男生的课外身体活动整体情况好于女生，男生在各强度身体活动水平上均高于女生。每天高强度身体活动时间为（20.8±10.6）分钟，是女生（16.5±7.4）分钟的1.26倍。产生这种差异的原因可能在于，一方面，女生在力量、速度等身体素质方面低于男生；另一方面，随着第二性征逐渐明显，女生的锻炼意愿和行为明显下降。这导致女生在各学段的近视率和近视程度普遍高于男生。

为此，需要充分考虑女生的性格特点和兴趣偏好，调整活动项目和内容，按照性别开展活动。例如，男生可以进行开放性、对抗性强的篮球、足球等球类运动，而女生可以选择如乒乓球、羽毛球等隔网类运动，采用耐心细致的指导方式，以鼓励为主。此外，还可以针对女生多组织亲近大自然、"远眺"等对身体素质要求较低的活动，以丰富学生的精神生活，提高其参与热情和改善近视的信心。

2. 创新"大课间"动态视力干预

运动视觉技能是指在体育运动中视力所需具备的能力，例如，动态视觉灵敏度—清楚地看到移动物体的能力；眼睛追踪—在任何时候保持眼睛看清目标的能力；眼睛聚焦—在不同距离（近和远）之间快速准确地改变焦点的能力；周边视觉—在盯着一个目标时，用"眼角"看到其他人或物体的能力；深度感知—快速且准确判断物体速度和距离的能力；手眼协调—大脑接收并分析视觉信息，整合双眼和双手协调配合的能力。通过针对以上能力的训练，可以有效改善睫状肌与眼外肌的协同调节功能，对动态视力的发展水平有积极影响，从而有效干预儿童青少年近视的发生和发展。研究表明，体育锻炼内容和方式的不同可能是造成动态视力发展差异的主要原因之一。

大课间的体育项目选择除了眼保健操、广播体操或长跑以外，更应在符合学生年龄、生理、视力发育规律的基础上，开展创新特色体育游戏，提高"大课间"干预的针对性与趣味性，推动学生动态视力的发展。6～7岁是动态视力发展的敏感期，8岁、10岁男性儿童的动静比高于女性儿童，开放性运动项目的动静比高于闭锁性运动项目。因此，体育干预应抓住动态视力发展的敏感期，在小学阶段尽量安排丰富有趣的体育游戏和身体活动，以促进动态视力的发展。通过科学设计动态视觉训练的体育游戏，可以有效放松眼部肌肉，促进血液循环，对中小学生的视力健康有一定的积极影响。同时，由于其针对性强，简单易操作，符合科学用眼规律和体育干预科学原理，并且强度小，不影响下一节课的正常学习，既可作为开展"大课间"体育干预的特色项目，也可以在体育课中开展。但要注意增加惩罚机制，提高锻炼强度，优化干预效果，从而实现对视功能健康发育的有效干预。

（三）通过体育手段矫正不良用眼习惯

阅读和使用电子屏幕设备是儿童青少年高强度用眼的主要方式。学生在阅读或观看视频时，很容易在无意识情况下逐渐靠近屏幕。有些情况下可以通过防近视支架来控制距离，但在家中，孩子可能会趴在床上，或窝在沙发上看手机或电视。大部分家长表示，他们通常通过口头提醒来干预这种不良的用眼行为，但这些干预方法效率较低。因为不可能每张桌子上都配备防近视支架，父母也不可能一直盯着孩子看电视或手机。

体育锻炼可以通过两方面来纠正学生在读写等用眼行为中的问题。首先，通过降低学业压力带来的用眼负担，缩短近距离用眼的时间，使眼睛得到放松，从而发挥其消除视觉疲劳的自然效果。然而，这仅仅是将体育活动视为一种"用眼降负"的手段，而没有真正发挥体育活动在防控近视中的核心功能。重要的是选择适合的体育锻炼方式。建议开展俯卧撑、辅助引体向上、动态平板支撑等运动，以加强上肢和背部的核心肌群锻炼，改善儿童和青少年的身体姿态，帮助他们在看书、写字或玩手机时尽量保持端正的坐姿，以免在用眼时不自觉地越趴越近，保持合理的阅读距离。此外，需要注意的是，儿童和青少年的骨骼系统中软组织较多，虽然不易折断，但稳定性较差。因此，应以克服自重的动力性练习为主。在锻炼中要注意动作与呼吸的配合，尽量避免憋气，以免影响正常发育。其次，通过体育锻炼可以防止或矫正脊柱侧弯。脊柱侧弯是不良坐姿或卧姿造成的，可能导致学生读写姿态不正确，阅读距离过近，不利于视力健康。游泳和瑜伽对预防和矫正脊柱侧弯有作用，但由于游泳是封闭的水下运动，体育干预效果较差，建议在户外进行瑜伽锻炼，以防治脊柱侧弯。

（四）个性化家庭体育干预

8～15岁处于视力发展关键期的儿童和青少年的家长，应着重培养孩子进行体育锻炼和户外活动的习惯。在为孩子规划和选择体育锻炼时，不可随意决定，应结合孩子的兴趣和体育项目的特点，考虑孩子的视力是否正常、视力问题的原因，以及男女生的身心发展特点等。

对于没有近视的孩子，应以培养体育锻炼兴趣为主，重点掌握1～2项基础运动技能，引导孩子养成体育锻炼习惯，为视力健康发育奠定基础。对于已经出现近视的孩子，应避免选择围棋、绘画、书法等不利于视力健康的课外兴趣班。可以参考表 5-1 中推荐的体育项目或活动方式，重点考虑对眼神经功能锻炼效果好的项目，比如结合有氧与无氧的球类运动、有氧运动中的慢跑和骑行、无氧运动中的田径和格斗类运动。在小球类运动中，如乒乓球和羽毛球，球类运动速度快且方向变化多，需要参与者密切注视球的运动轨迹以做出正确判断，对眼睛屈光度的调节和睫状肌的收缩都能起到很好的锻炼作用，有效预防视力水平的下降。国内研究对比了 6 项运动项目与儿童动态视力的关系，发现 6 个运动项目练习者的动态视力发展程度从高到低依次为乒乓球、足球、跆拳道、空手道、游泳和体操。另外，考虑到男女生的身心发育特点，可以为男生选择偏向多身体接触的篮球和足球等球类运动，为女生选择偏向隔网的乒乓球、网球和排球等球类运动。家长掌握此类基本常识，有助于开展个性化的家庭体育干预锻炼，提高体育干预有效性。

表 5-1　运动项目推荐

类别	项目
有氧	慢跑、步行、滑冰、骑行、健身操等
无氧	短跑、跳高、跳远、自重深蹲、格斗类
抗阻训练	引体向上、哑铃操、俯卧撑、深蹲、仰卧起坐等
球类	乒乓球、篮球、足球、羽毛球、网球、棒球、排球等

三、普及干预知识，提高干预认知

（一）学生要加强学习体育干预知识

60% 的学生不认为近视是一种疾病，对近视缺乏科学的认识，甚至有部分学生认为戴眼镜比较"酷"，明明不需要矫正却谎称看不清黑板，要求父母买眼镜。78.2% 的学生表示不了解或了解不多，仅处于常识水平。可见，部分学生对近视及体育锻炼对近视的干预认识有待提高。对此，可以通过学校开设的健康教育课程和讲座，运用体育案例生动讲解体育锻炼干预近视防控的科学原理，使学生深刻认识到近视的危害性，为提高学生的预防意识、积极参与体育锻炼奠定理论基础，从而提升中小学生近视防控的效果。

其次，在具备一定理论基础的前提下，鼓励学生发挥学习的主动性，通过互联网观看体育视频，向体育与健康课程的老师请教锻炼时需要注意的事项。利用学校支持的手机 APP 客户端查询个人视力健康报告，学习体育锻炼的建议，并反思自己在日常学习生活中不良的用眼习惯，是否达到要求的体育锻炼和户外活动时间，以及参与哪些运动项目有助于视力的恢复等问题。

（二）家长提升体育干预认识与能力

较少的运动和户外活动增加了儿童患近视的概率，尤其是对于父母都是近视的儿童而言。与父母都是近视的儿童相比，父母都不是近视或只有一个是近视的儿童，并且运动和户外活动多的儿童，患近视的概率最低。

言传不如身教。家长对近视的认知，以及他们自身的体育锻炼习惯，对学生具有很大程度的引导作用。但是，超过五成的家长认为近视不是疾病，并且 33% 的家长认为，学习之余孩子看电视或者玩电脑、手机是放松行为，因此并不会限制其电子产品的使用时间。由于家长自身对近视相关认识的欠缺，导致他们无法正确引导学生科学用眼，更不用说采取体育锻炼等措施来防控近视。在家庭体育活动频率不足的情况下，孩子的视力健康发展令人担忧。

因此，家长应当积极主动学习关于近视、体育锻炼、体育干预等方面的知识，关注孩子视力发育的规律，抓住关键时期，提高在体育干预中帮助孩子预防近视的能力。例如，参加学校组织的"家长学校"或"近视预防知识"讲座和活动，学习如何在家庭中开展体育锻炼的相关知识。关注学校关于孩子视力监测结果的反馈，及时了解孩子的视力状况，选择合适的干预措施。这些方式都有助于让家长更科学地认识近视的形成原因，以及体育锻炼在近视防控中有效干预相关因素的重要作用。重视体育锻炼和户外活动对学生视力健康的重要性，将理论与实践相结合，以身作则，营造良好的家庭体育氛围，配合学校的政策要求和布置的体育作业等，为通过体育干预来防控近视提供更全面的保障。

四、强化多方协同，助推对策落地

（一）革新优化体医融合干预研究

体育总局牵头，卫生健康委明确职责，合力推动"体医结合"健康服务模式的形成。体育与医学都以实现人体健康为主要目标，体育的"预防"与医学的"治疗"相辅相成，以防为主，防治结合，可以有效控制儿童青少年近视的发生和发展。这一模式将体育科学理论与实践与现代医学相结合，运用生物医学、非医疗性健康干预等多种手段，以防控儿童青少年近视为目的。以近视形成的原因为主要干预内容，运用体育健康理论与技能、营养与保健、传统中医养生等优质资源，构成儿童青少年近视防控的"体医"元素。

体医融合在学生近视发生发展的不同阶段，通过各实施主体开展干预对策。首先是阶段一，即在小学三年级以前作为预防近视的关键阶段。在视力快速发育阶段，尚未出现大规模近视时，就应开展视力健康教育，强调户外活动与体育锻炼对视力的保护意义。提高学生对视力健康的基本认识，以增加户外活动时间和加强医疗卫生部门的视力检测作为"治未病"的关键措施。在第二阶段，随着学业水平的提高和电子产品使用的增多，小学三年级之后是假性近视的高发阶段。在这个阶段，应将体育锻炼和中医保健手段作为体医融合干预的主要对策。中医传统中的锻炼方式和眼部按摩，如五禽戏、八段锦、太极拳等，可以作为体医融合干预的选择，以改善和增强全身功能，为提高视力奠定基础。此外，眼保健操是根据中医"穴位"理论制定的，可以缓解眼部疲劳、放松眼部周围的神经肌肉、改善眼部血液循环，同时促进营养输送。做完眼保健操后，需要督促学生到户外进行远眺放松，切忌让眼保健操流于形式，以确保眼部得到充分的休息。

如果假性近视在后期没有得到有效干预和缓解，可以通过运动康复和医疗手段进行治疗，比如佩戴眼镜、进行角膜激光手术等，结合体育锻炼来控制近视的发展。这两者的结合应以运动处方为主要抓手，根据医学评估结果开具个性化的运动处方，并对处方的时间与强度进行监控，并根据视力的变化及时调整处方。总体而言，体医融合仍以预防为主，强调"治未病"的理念。

（二）加大体育干预建设财政投入

根据对教育行政部门人员的访谈，体育干预需要一定的支持性环境，如锻炼场地、器材、各类公益体育活动以及社会体育指导等，涉及范围包括校内和校外。然而，与在校期间不同的是，儿童青少年在居家期间更容易出现读写姿势不良或沉迷电子产品等不良用眼行为。在没有固定体育课程保障体育时间的情况下，户外体育锻炼的不足更容易导致近视的发生和发展。

然而，目前社区体育设施存在诸如数量不足、类型单一、开放时间受限、管理缺失等问题。部分老旧小区周边缺乏开展体育活动的环境，户外体育锻炼设施不健全，即使有空地或设施，也经常被用于非体育用途。体育部门与街道和社区对体育设施的管理责任不明确，治理缺失，在一定程度上削弱了中小学生课外参与体育锻炼的积极性。

因此，政府财政部门应当加大对体育环境建设的投入，改造老旧城区的体育场地和设施，建设一批体育公园、社区健身中心等全民健身场地设施，推行公共体育设施免费或低收费向儿童青少年开放。同时，鼓励社会力量参与体育场地设施的管理和运营。此外，儿童青少年在进行体育锻炼时需要一定的指导，这可以通过财政支持来实现，如购买服务，聘请优秀的体育教练员或裁判员参与学校体育活动或在社区体育场所集中开展指导，以降低运动风险，提高学生的参与积极性。另外，应设立专项资金，加大对运动处方库建设相关研究的财政投入，搭建防控近视的运动处方库智能平台，推广运动处方，从而发挥体育锻炼在近视防治和健康促进等方面的积极作用。

（三）完善体育干预考核评价体系

完善考核标准，将学生课内外体育时长、视力健康教育落实情况与体育干预课程、总体近视率纳入学校、校长和当地教育行政部门的考核指标中。对于儿童青少年体质健康水平连续三年下降的地方政府和学校，应依法依规予以问责。丰富学校考核体系，建立由日常参与、体育锻炼和竞赛、健康知识、体质监测和专项运动技能测试相结合的考核机制，杜绝单纯以学生分数和升学率作为相关部门的考核标准。充分调动教育行政部门开展素质教育、深化学校体育改革、帮助学生进行体育锻炼和干预近视的积极性。同时，各地方人民政府在督导工作中要明确相关负责人，对落实效果负责。

各地要充分发挥近视防控改革试验区和试点县（市、区）的典型示范引领作用，依托"师生健康中国健康"主题健康教育活动、"全国爱眼日"等活动，营造良好的社会氛围。社会评价对社会环境的形成和发展具有重要作用，科学的社会评价不仅能够影响人，还能达到塑造人的目的。广大官方媒体应加大对通过体育干预儿童青少年近视的宣传力度，报道那些取得显著成效的学校或地区，以便家长和老师更好地学习成功经验，为儿童青少年近视防控中的体育对策出谋划策。同时，普及近视疾病的严重性，加深对体育干预近视防控的认识，让更多的学生、家长和老师认识到体育锻炼在近视预防中的重要性，自觉学习如何开展正确的体育干预行为，强化儿童青少年良好用眼行为的习惯，形成全民参与体育干预近视的热潮，从而为儿童青少年的光明未来保驾护航。

第四节　健康中国爱眼护眼行动

一、从防盲治盲到全国眼健康

（一）规划要求

坚持政府主导、多部门协作、全社会参与；将防治引起失明和视觉损伤的常见眼病与加强基层眼科服务能力建设相结合，推广眼病防治适宜技术与工作模式，不断加强眼科医疗服务体系建设，完善工作机制。明确工作目标和各级责任主体，立足国情，因地制宜、分类指导，分步实施、分级负责，确保各项工作措施取得实效。

①构建上下联动、紧密衔接的眼病防治工作网络，不断提升眼病防治服务能力。建立并完善部门协作机制，充分动员社会力量，积极推动和参与眼病防治相关工作。

②县级综合医院普遍开展眼科医疗服务，90%以上的县级医疗机构能够独立完成白内障复明手术。

③开展眼病防治管理人员和专业技术人员培训工作。

④重点在儿童和青少年中开展屈光不正的筛查与科学矫正，减少因未矫正屈光不正导致的视觉损伤。确保每个县都配备合格的验光师提供验光服务。

⑤进一步加强对糖尿病视网膜病变等眼病的早期诊断与治疗，探索建立合适的工作模式。

⑥巩固消除致盲性沙眼成果。

⑦广泛开展早产儿视网膜病变防治培训，降低早产儿视网膜病变的发病率和致残率。

⑧开展低视力诊疗和康复工作，建立眼科医疗机构与低视力康复机构的合作与转诊工作机制。

（二）主要措施

1. 深入开展眼健康宣传教育工作

动员社会各界广泛开展眼病防治健康教育，根据不同人群和眼病特点，通过广播、电视、报纸、网络及其他新媒体等方式进行宣传，普及眼健康知识，增强公众对眼病防治的意识。提高对白内障、未矫正屈光不正、糖尿病视网膜病变、青光眼、黄斑变性、早产儿视网膜病变等眼病防治和低视力康复知识的知晓度。与有关部门合作，充分利用全国爱眼日、世界视觉日、世界青光眼周等健康宣传日开展活动，大力弘扬"大医精诚、救死扶伤"的优良传统，深入报道广大眼科医务人员和基层医疗卫生工作者在贫困地区为群众解除眼病、重见光明的感人事迹，在全社会营造积极参与眼病防治工作的良好舆论氛围。

2. 防治导致盲和视觉损伤的主要眼病

继续推进白内障患者的复明工作，特别关注贫困人口的白内障复明问题。增强公众对白内障复明的意识，大幅提升白内障手术的数量和覆盖率，完善白内障手术质量评估和术后随访制度。与相关部门合作，积极倡导儿童和青少年的科学用眼习惯，推动屈光不正的规范化筛查、诊断与科学矫正，提高验光矫正服务的整体水平。加强对视网膜病变，尤其是糖尿病视网膜病的防治力度。以分级诊疗制度为基础，探索建立糖尿病视网膜病变早期筛查、诊断、转诊与治疗的有效模式。加强眼科与内分泌科的合作进行筛查与诊疗。进一步提高糖尿病视网膜病变激光光凝术的规范化水平。继续加强对眼科、妇产科、儿科等专业医务人员的早产儿视网膜病变防治相关知识培训，提高早产儿视网膜病变的筛查、诊断与治疗水平。巩固消除致盲性沙眼的成果，监测沙眼的患病情况，引导公众增强沙眼预防意识，防止沙眼流行的再度出现。落实国家基本公共卫生服务中老年人和 0～6 岁儿童的视力检查工作。加强对眼病防治适宜技术的研究与推广应用，对眼病防治措施开展卫生经济学研究。推进低视力康复工作。三级综合医院的眼科和眼科专科医院应普遍提供低视力门诊服务，有条件的医院要开展低视力康复工作。建立眼科医疗机构与低视力康复机构的合作与转诊工作机制。

3．完善眼病防治服务体系

建立健全国家、省（区、市）、市、县、乡、村两个层级的眼病防治工作网络，明确各级眼科专科医院、综合医院眼科、设有眼科的妇幼保健机构和基层医疗卫生机构的职责、任务和要求，构建适合我国国情、较为完善的眼科医疗服务网络，提供全面、公平、可及的眼科医疗服务。鼓励城市二级医院眼科、眼科医院与县级综合医院眼科、基层医疗卫生机构建立协作体，开展形式多样的纵向合作，提升眼科诊疗和眼健康服务的整体水平。以县级公立医院综合改革和三级医院对口帮扶贫困县医院等工作为契机，大力推动县域眼科医疗服务能力建设，发挥其作为基层眼科医疗服务技术指导中心的作用，提高常见眼病诊治与急诊处理能力，落实眼病分级诊疗。加强基层特别是农村地区的眼病防治工作，探索建立基层眼病防治工作模式。将初级眼保健服务纳入初级卫生保健体系。加强眼科医疗机构与疾病预防控制机构或眼病防治机构、低视力康复机构的沟通协作，建立医、防、康复相结合的合作机制。

4．加强人员队伍建设，推动可持续发展

开展眼病防治管理人员和专业技术人员的培训工作。充分发挥继续医学教育的作用，加强培训基地建设，组建师资队伍，制定培训大纲、课程体系和效果评价指标体系等，充分发挥培训基地的示范作用，分级分类对眼病防治管理人员

和专业技术人员进行培训。充分利用国家级、省级防盲技术指导组和眼科专业学协会的专业优势，组织开展基层眼科及相关卫生技术人员的培训。

5．加强数据收集与信息化建设

开展眼病防治相关的医疗资源调查和眼病流行病学调查，持续有效地监测主要致盲和视觉损伤眼病的患病率、发病率及其变化趋势，全面评估眼病综合服务能力。不断完善白内障复明手术信息报告系统，进一步加强对白内障复明手术信息报告工作的管理。有条件的省份应加快建立基于电子病历和居民电子健康档案协同的白内障复明手术信息报告工作制度。探索信息化技术在眼病预防、诊断和随访等方面的应用，提高信息化管理水平。充分利用远程医疗信息系统提升基层眼病预防和诊疗水平。

6．完善政府主导、多方协作的工作机制

把眼病防治工作纳入各级政府卫生计生事业发展规划和健康扶贫工作计划，明确任务和要求。加强与残联、教育、民政、财政等部门的沟通协调，统筹安排，细化分工，保障各项工作取得实效。加强各级防盲技术指导组的能力建设，开展绩效考核，进一步调动工作积极性，充分发挥专家的技术指导和组织协调作用。完善政策措施，鼓励非政府组织、民营医疗机构、慈善团体、企业和公民个人参与爱眼护眼宣传教育和眼病防治工作，引导更多的社会资本投入贫困地区和贫困人口的眼病防治中。

二、加强眼健康服务体系建设

加强眼健康服务体系建设是实现健康中国战略的重要组成部分，旨在通过一系列综合措施，提升国民的视觉健康水平。以下是对加强眼健康服务体系建设的详细论述：

（一）优化医疗资源配置

加强眼健康服务体系建设，首先需要对现有的医疗资源进行合理配置。这包括在各级医疗机构中加强眼科专科建设，确保每个地级市至少有一家二级以上的综合医院独立设置眼科，并鼓励有条件的县级综合医院设立眼科门诊服务。通过这种方式，可以提高眼科服务的覆盖面和可及性。

（二）提升医疗服务能力

提升医疗服务能力是加强眼健康服务体系建设的关键。需要通过专业培训、引进高级人才、更新医疗设备等手段，提高眼科医生的专业技能和诊疗水平。同时，重点关注儿童和老年患者，提升近视科学矫正、白内障复明手术及常见眼病筛查等服务能力。

（三）构建医疗服务网络

构建一个完善的眼科医疗服务网络，实现医疗资源的上下联动和区域共享。鼓励实力雄厚的眼科专科医院和综合医院的眼科牵头组建专科联盟，整合专科医疗资源，提升眼科整体服务能力。推动城市医疗集团和县域医共体的建设，吸纳眼科医疗资源参与，建立眼科医疗资源与其他医疗资源的分工协作机制。

（四）加强基层服务能力建设

基层是眼健康服务体系建设的重要环节。需要依托城市医疗集团、县域医共体，引导眼病防治适宜的医疗技术向基层延伸，推动有效视力筛查、眼底筛查技术等在基层应用，落实眼病防治措施。同时，完善双向转诊和上下联动机制，为眼病患者提供合理的诊疗和上转服务。

（五）推动信息化建设

利用现代信息技术，加强眼健康信息化平台建设。积极推动"互联网+"医疗服务模式在眼科领域的应用，利用互联网诊疗、远程医疗等信息化技术，提升眼科医疗服务的可及性。建立眼科病例数据库，加强眼科病例数据的收集与统计分析，为临床科学研究提供数据支撑。

（六）强化科普宣传和健康教育

加强眼健康科普宣传和健康教育，提高公众的爱眼护眼意识。建立完善的公益性眼健康科普知识库和科普宣传平台，利用新型主流媒体加强眼健康宣教。

以全国爱眼日、世界视觉日等时间节点为重点，强化眼健康科普宣传，组织开展眼科疾病义诊、科普教育等公益活动。

（七）促进中西医结合

发挥中医眼科在眼病防治中的独特作用，促进中医眼科与现代眼科新技术、新方法的有机结合。加强中西医结合的眼科医疗服务模式，提供更加多元化的治疗方案。

（八）加强专业人才队伍建设

加强眼科专业人才队伍建设，优化眼科专业技术人员队伍结构。强化眼科医务人员的培养与培训，形成稳定、合理的眼科专业人才梯队。加强眼科住院医师的规范化培训，提升眼科医师的临床技术能力与水平。

第六章

基于"互联网＋"的青少年视力监测

第一节　"互联网＋"视力监测管理平台的构建

在数字化时代背景下，"互联网＋"视力监测管理平台的构建为视力健康领域带来了革命性的变革。该平台通过整合云计算、人工智能、移动互联网等前沿技术，实现了视力检测的数字化、网络化和智能化，极大地提高了视力监测的便捷性和效率。平台的核心功能包括在线视力检测、视力数据记录、数据分析与反馈以及远程专家咨询，为用户提供了一站式的视力健康管理服务。

平台的技术实现依赖于云计算技术进行数据存储和管理，人工智能算法用于对检测结果进行智能分析和诊断，移动互联网技术确保用户能够随时随地访问服务，同时数据安全技术保障用户信息的安全和隐私。这些技术的融合不仅提升了用户体验，也使视力监测更加精准和高效。

在用户体验方面，"互联网＋"视力监测管理平台注重界面的友好性和操作的简便性，通过个性化服务，根据用户的视力状况提供定制化的健康建议和干预方案。平台的社会效益同样显著，它不仅提高了公众对视力健康的意识，促进了视力问题的早期发现和干预，还降低了因视力问题导致的社会医疗成本。

然而，平台的构建和运营也面临着挑战，例如确保在线视力检测的准确性、建立用户对平台的信任，以及培养具备信息技术和眼科知识的复合型人才。为了应对这些挑战，平台需要不断优化技术、加强用户教育，并建立专业的服务团队。

总之，"互联网＋"视力监测管理平台的构建是响应现代社会视力健康需求的创新之举。通过技术的力量，它为个人和家庭提供了更加便捷、高效的视力健康管理方式，同时也减轻了社会因视力问题带来的负担。随着技术的不断发展和应用的深入，该平台有望在未来的眼健康管理领域发挥更加重要的作用，为提升全民的视力健康水平做出积极贡献

一、"互联网＋"视力监测管理平台理论依据

"互联网＋"视力监测管理平台的构建以慢性病保健模型（Chronic Care Model，CCM）为理论依据。CCM提出优质的保健服务不仅仅依靠医务人员完成，而是通过六大元素的系统分工合作来实现。通过这些元素，促使慢性病患者与医疗卫生保健提供者之间形成积极有效的互动。CCM主要包括以下六大元素：

①医疗卫生系统：慢性病保健服务的组织者。通过制订可行的目标，创新医疗保健文化机制，促进慢性病保健体系的完善。

②服务提供系统：慢性病保健服务的提供者。通过团队合作，可以高效地完成健康保健的支持工作。

③决策支持系统：医务人员基于循证指南，在充分考虑患者文化背景的情况下，为患者提供切实可行的治疗和指导服务。

④临床信息系统：慢性病管理数据库用于登记、记录以及更新患者的个人信息和健康状况，应具备提醒、反馈、交流、评估等功能。

⑤自我管理支持：相关医疗保健人员通过健康教育等方式，鼓励患者进行自我管理，增强患者的信心和自我管理能力。

⑥社区资源和政策：慢性病管理的相关资源和政策，包括组织内部的激励政策和外部与其他组织的合作项目。所有这些资源和政策的目的是向患者提供更优质的服务。

二、"互联网＋"视力监测管理平台技术支持

视力监测管理平台的运营管理依托于互联网技术进行系统开发。移动互联网将互联网与设备平台相结合，通过网络平台实现了学生个人基本资料、

视力监测资料、相关问卷资料数据的传输，将青少年视力健康管理服务的整体覆盖范围扩展。物联网通过 Wi-Fi 和 4G/5G 技术，实现了青少年视力监测数据的采集与实时上传。云计算通过大数据和数据库技术，将海量的学生信息进行云端存储与分析。平台将相关技术融合后，使青少年视力健康管理能够克服传统监测管理方式的时间和空间局限，提高了青少年视力监测管理的时效性。

三、"互联网+"视力监测管理平台架构

"互联网+"视力监测平台主要包括两部分内容：用于实现视力监测和数据收集的设备平台，以及用来实现信息上传、健康管理和数据分析的应用平台。

（一）"互联网+"视力监测管理设备平台

"互联网+"视力监测管理设备平台是由平板视力检查仪构成，包括显示器和专用按键。与传统的冰箱视力表人工检测方式相比，该设备平台在检测时主要有两方面的区别：①使用 LCD 屏幕显示视标。②测试过程中，屏幕每次只显示单一视标。根据《标准对数视力表》（GB 11533—2011）中的视标设计标准，远视力表的视标为三画等长的正方形 E 形视标，其每一笔画或空隙均为正方形边长的五分之一。不同视力水平的 5 分记录 L 对应的视标大小应符合标准值，且允许误差在 5% 以内。

（二）"互联网+"视力监测管理应用平台

"互联网+"视力监测管理应用平台的工作内容分为三个部分，包括结果记录上传、动态管理和数据存储。

1. 个人结果记录

相较于人工监测方式，视力监测管理平台能够在检测每个学生双眼裸眼视力后实时保存数据，并及时、准确地反馈检测结果。在使用人工方式进行视力监测时，每个班级需要专门的工作人员在每位学生完成双眼视力检测后，将结果记录在记录单上。在每个学校的学生全部完成视力监测后，工作人员需要以学校为单位，将每位学生的基本信息与本次视力监测的结果手动录入计算机数据库。数

据录入工作全部完成后，再对数据进行统计分析，并依次反馈数据结果给学校、班级、学生及家长。因此，人工监测方式下，每次视力监测结果的记录容易出现偏差，结果反馈所需的周期也较长。

使用视力监测管理平台时，设备平台启动后可选择需要监测的年级和班级。确定监测的班级后，进入该班级的学生列表界面。根据学生姓名的拼音查询或直接用方向键选择要开始测试的学生，学生的信息与本人核对后，检测开始。每个学生双眼视力检测结束后，屏幕将显示双眼的视力检测结果，同时系统将自动保存测试结果。保存完成后，系统将进行下一个学生的测试。

2．动态反馈管理

视力监测管理平台能够连续记录每位学生双眼裸眼视力的多次检测结果，并同步上传相关因素的调查结果。通过利用多点动态数据，该平台可以反映学生视力及相关因素的变化情况，有助于开展视力健康管理工作。在使用人工方式进行视力监测时，每次仅向学生及家长反馈当次的视力检测和调查结果，这种办法不仅人工成本高、反馈周期长、时效性差，还无法观察学生视力及相关因素与以往相比的变化情况。视力监测管理平台能够在测试结束后，将所有结果上传至服务器，每次的检测数据可以与上次的检测数据相对应，从而形成一个连续、多点的数据库。在向学校及学生家长反馈时，可以直接从服务器数据库中查询每位学生长期以来视力及相关因素的变化趋势。

3．大数据存储

视力监测管理平台通过互联网将数据上传至专用服务器，将所有被检测学生的多次检测结果联系起来，形成大数据库，统一保存、管理和调用数据。在使用人工方式进行视力监测时，每个被检测学生都有一份视力检测结果记录单。检测结束后，以班级为单位整理，工作人员再将同一学校各班级的结果汇总，以学校为单位录入所有学生的结果。因此，各学校学生的数据是孤立且不连续的，数据的保存和调用存在不便。使用网络平台时，系统可以提前设置大数据联动管理。在一个班级检测结束后，利用系统的信息管理功能，同步上传数据至服务器保存。待下次检测时，系统将匹配前一次上传的数据，将所有群体的多次监测结果对应起来，形成连续的大数据库，方便数据的统一管理和利用。

第二节 青少年潜在行为、环境发展和近视的关系

一、青少年潜在行为和近视的关系

青少年时期是个体身心发展的关键阶段，其中近视问题尤为突出。近视不仅与遗传和环境因素有关，还与青少年的潜在行为密切相关。以下是对青少年潜在行为与近视关系的探讨：

（一）潜在行为与近视的关联

青少年的潜在行为，包括日常活动习惯、用眼卫生和学习方式等，都可能对视力产生影响。长时间近距离用眼，如阅读、写作、玩电子游戏或使用手机和电脑，会增加眼睛的调节负担，导致眼轴增长，从而引发或加深近视。

（二）户外活动的重要性

户外活动被认为是预防近视的重要手段。自然光照能够促进视网膜释放多巴胺，延缓眼轴的生长速度。因此，鼓励青少年多参与户外活动，不仅有助于增强体质，也是预防近视的有效途径。

（三）不良用眼习惯的影响

不良的用眼习惯，如在光线不足的环境下阅读、长时间用眼、不正确的阅读姿势等，都会增加近视的风险。这些行为使眼睛长时间处于紧张状态，缺乏必要的休息和调节。

（四）学习压力与近视

学习压力是青少年近视的另一个潜在因素。在应试教育背景下，青少年面临巨大的学业压力，长时间的学习和做作业导致用眼时间延长，缺乏足够的休息和放松。

（五）电子设备的影响

现代生活中，电子设备日益普及。长时间面对电子屏幕，尤其是在蓝光的

影响下，眼睛可能会受到损害。青少年应限制屏幕使用时间，并采取适当的防护措施。

（六）健康生活方式的培养

培养健康的生活方式对预防近视至关重要。这包括均衡的饮食、规律的作息、适量的运动及良好的用眼习惯。家长和学校应共同努力，为青少年营造一个有利于视力健康的成长环境。

（七）近视的早期干预

早期发现和干预是控制近视发展的关键。定期进行视力检查，并对有近视倾向的青少年进行早期干预，可以有效控制近视的进展。

（八）教育与政策支持

教育部门和政策制定者应重视青少年近视问题，通过制定相关政策和指导方针，推动学校和家庭采取有效措施，如减轻学业负担、改善教学环境、限制电子产品的使用等。

二、环境发展和近视的关系

环境发展与近视的关系是一个复杂的议题，涉及生物学、环境科学、社会学等多个领域。以下是对这一关系的探讨：

（一）环境光照与近视

近年来的研究表明，光照条件是影响近视发展的重要因素。自然光能够促进眼睛释放多巴胺，这种神经递质在眼球的正常发育中起着重要作用。在室内长时间学习和工作，尤其是在光照不足的环境中，可能会增加近视的风险。

（二）城市化与近视

城市化进程改变了人们的生活方式，也影响了青少年的视力健康。城市青少年长时间待在室内，较少接触户外自然光。此外，城市环境污染可能对眼睛造成额外负担,这些因素都可能与近视的高发有关。

(三)教育环境与近视

教育环境,尤其是课堂环境,对青少年的视力有着直接影响。课堂中长时间的近距离阅读、写作和使用电子设备,都是近视发展的潜在风险因素。此外,学校的教学压力和学习负担也可能间接影响学生的视力健康。

(四)居住环境与近视

居住环境的拥挤程度、室内空间的大小及居住区域的绿化程度都可能对视力产生影响。拥挤的居住环境和缺乏户外活动空间可能导致青少年在室内停留的时间增加,减少了户外活动和眼睛远距离调节的机会。

(五)工作环境与成人近视

不仅青少年,成人的工作环境同样与其视力健康息息相关。长时间面对电脑和其他显示屏幕,缺乏定期休息和眼部运动,都可能导致视力问题,包括近视的进一步发展。

(六)环境因素的综合影响

环境因素对近视的影响是多方面的,包括室内照明、空气质量、生活压力和户外活动机会等。这些因素相互作用,共同影响个体的视力发展。

(七)预防措施

为了预防和控制近视,需要采取一系列措施。这包括改善室内照明条件、鼓励户外活动、减轻学习和工作压力、定期进行视力检查,以及加强眼部保健教育。

三、青少年潜在行为、环境发展和近视的关系研究方法

(一)潜在类别模型

1. 概述

潜变量是指无法通过明确读数的度量工具或个体通过问卷/量表得分直接

观测得到的变量。它必须通过外显的观测变量（Observed Variable）用统计学方法判断其所属状态才能获得。从本质上说，潜变量是一种假设的概念，并不是实体。为了将抽象的概念具体化，研究者通过统计程序探寻数据的形态，然后根据研究目的对其所反映的内容进行定义。处理不同类型潜变量之间关系的统计分析模型即为 LVM（Latent Variable Model，LVM）。与测量变量一样，潜变量的分布形态也可以分为连续型和离散型两种。因此，按照分布形态，潜变量模型可以分为四种模型类型。如果测量变量和潜变量都是连续变量，那么处理这两种变量之间关系的方法即为因子分析（Factor Analysis，FA），潜变量分数的结果反映的是个体在特定特质上的差异。如果潜变量是连续变量，而测量变量是分类变量，那么处理这两种变量之间关系的方法即为潜在特质分析（Latent Trait Analysis）或者项目反应理论（Item Response Theory），潜变量反映的是个体在数量和程度上的差异。如果潜变量和测量变量都是分类变量，那么就是用潜在类别来解释测量变量之间的关系，反映的是测量变量背后存在的类型和质的差异。各数据类型潜变量和测量变量的分析方法如表 6-1 所示。

表 6-1　不同数据类型潜变量模型分类表

潜变量	观测变量	
	类别	连续
类别	潜在类别分析	潜在剖面分析
连续	潜在特质分析 / 项目反应理论	因素分析

近年来潜变量分析模型出现了诸多创新，其中，潜类别分析（Latent Class Analysis, LCA）是一种通过离散潜变量来解释观测变量的统计方法。这种方法通过在潜在类别变量中进行估计，从而保持观测变量之间的局部独立性。

FA 主要分为探索性因素分析（Exploratory Factor Analysis，EFA）和验证性因素分析（Confirmatory Factor Analysis，CFA）两种类型。与 FA 类似，潜在类别模型（latent class model，LCM）也有多种形式，主要包括探索性 LCM 和验证性 LCM。类似于 EFA，探索性 LCM 需要以数据为导向，当无法事先确定有几个潜在类别时，探索性 LCM 根据数据的实际表现进行推测并最终划分潜在类别。验证性潜在类别分析（Confirmatory Latent Class Analysis，CLCA）则基于理论指导，在理论基础上提出假设模型，然后通过增加参数限制来检验假设情况。参数限制一般分为三类：等值限定（Equality Restrictions），即检验项目参数组内或跨组相等；定值限定（Deterministic Restrictions），即检验类别内或类别之间在特定项目上的条件概率是否为特定值；以及不等值限定（Inequality Restrictions），即检验不同类别在项目上反应概率不等的假设是否成立。

（二）回归混合模型

1. 概述

RMM（Regression Mixture Model，RMM）是在 LCA 中纳入协变量的模型。一个 RMM 包含预测变量（Predictor Variable）和结局变量（Outcome Variable），如图 6-1 所示。当潜在类别变量 C 由测量变量确定之后，图中的箭头从预测变量 X 指向 C，表示协变量对个体类别归属情况产生影响。由于左图中的潜在类别有两个或更多，因此最常用的是进行 Logistic 回归分析。根据协变量所在位置，可以将 RMM 划分为三种类型：只有预测变量的 RMM、只有结局变量的 RMM 和作为调节变量的 RMM。由于方法和统计软件的限制，目前无法实现同时包含预测变量和结局变量的 RMM。

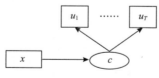

图 6-1 基本 RMM 示意图

2. 分析步骤

针对包含预测变量的 RMM，常见的建模方法是单步法与分步法。单步法是在模型中引入协变量，在建模时同时处理潜在类别变量的分类以及协变量与潜在类别变量的关系。尽管单步法通过一步完成整个分析过程，但存在一些弊端，包括：①当协变量数量较多时，实际分析过程较为烦琐。②潜在类别数量难以确定，导致整体建模困难。③逻辑 顺序较难解释。④包含协变量的潜在类别模型可能会违背混合建模的假设。

分步法包括最可能类别回归法、概率回归法、加权概率回归法、虚拟类别法、稳健三步法和修正的 BCH（Bolck，Croon，Hagenaars's）法。最可能类别回归法是通过最大后验概率确认个体所属的潜在类别，然后用该组变量进行回归分析。由于符合研究者的分析习惯，该办法被广泛使用。

第七章

近视非手术治疗

第一节 常用药物

一、西药

（一）复合维生素

1. 药理

复合维生素 B 包含 8 种维生素 B：维生素 B_1、烟酸、核黄素（维生素 B_2）、泛酸、生物素、维生素 B_6、维生素 B_{12} 和叶酸。维生素 B_1 是糖代谢所需辅酶的重要组成部分；维生素 B_2 是组织呼吸所需的重要辅酶组成部分；烟酰胺是辅酶 I 和 II 的组成部分，必须参与脂质代谢和组织呼吸的氧化作用；维生素 B_6 是多种酶的辅基，参与氨基酸和脂肪的代谢；泛酸钙是辅酶 A 的组成部分，参与糖、脂肪和蛋白质的代谢；维生素 B_{12} 维持神经髓鞘的代谢与功能，促进红细胞的发育和成熟，保护叶酸在细胞内的转移和贮存；叶酸参与蛋白质的合成。

2. 药动学

本品中的维生素 B_1 在十二指肠吸收，正常人每天吸收量为 5～15 毫克；泛酸钙和维生素 B_2 由胃肠道吸收；烟酰胺在胃肠道易于吸收，吸收后在体内转变为辅酶并分布到全身组织；维生素 B_6 主要在空肠吸收，在体内与 ATP（腺嘌呤核苷三磷酸）生成磷酸吡哆醛和磷酸吡哆胺；食物中的维生素 B_{12} 必须与胃黏膜壁细胞分泌的内因子结合才能吸收。本品在体内主要由肝脏和肾脏代谢，大部分从尿液排出，少量通过胆汁排出。

3. 适应证

预防和治疗因缺乏维生素 B_1 族所导致的营养不良、厌食、脚气病、糙皮病、眼疲劳、睑缘炎、结膜炎、角膜炎、视神经炎、视神经萎缩等疾病。

4. 眼科临床应用

预防和治疗因缺乏 B 族维生素导致的各种眼病：青少年假性近视、眼疲劳、睑缘炎、结膜炎、角膜炎、视神经炎、视神经萎缩等。

5. 用法用量

片剂：口服每次 1～2 片，每天 3 次。注射剂：每次肌内注射 2 毫升，每天 1 次。

6. 制剂

片剂：每片含维生素 $B_1$3 毫克、维生素 $B_2$1.5 毫克、维生素 $B_6$0.2 毫克、烟酰胺 10 毫克、泛酸钙 1 毫克。

注射剂：每支（2 毫升）含维生素 $B_1$20 毫克、维生素 $B_2$2 毫克、维生素 $B_6$2 毫克、烟酰胺 30 毫克。

（二）维生素 A

1. 药理

具有促进生长的作用，能够维持上皮组织如皮肤、结膜、角膜等的正常功能，并参与视紫红质的合成。它可以增强视网膜的感光能力，并参与体内许多氧化过程，尤其是不饱和脂肪酸的氧化。当维生素 A 缺乏时，会导致生长停止，骨骼生长不良，生殖功能衰退，皮肤变得粗糙、干燥，角膜软化，还可能发生干燥性眼炎和夜盲症。

2. 药动学

口服后，维生素 A 极易被吸收。食物中的脂肪、蛋白质与体内的胆盐对维生素 E 和维生素 A 的吸收有密切关系，缺乏上述物质时则吸收会降低。吸收后，维生素 A 贮存在肝脏中。从肝脏释放的维生素 A 中，90%～95% 与维生素 A 结合蛋白结合。当储存达到饱和时，给予大剂量维生素 A 将超过结合能力。游离的维生素 A 增高是造成中毒的主要原因。维生素 A 几乎全部在体内代谢，其代谢物通过尿液及粪便排泄。哺乳期女性有部分维生素 A 会分泌到乳汁中。

3．适应证

①用于维生素A缺乏病，如夜盲症、眼干燥症、角膜软化症和皮肤粗糙等。

②用于补充需要，如妊娠期、哺乳期女性和婴儿等。

4．眼科临床应用

①维生素 A 能促进生长，维持上皮组织如皮肤、结膜的正常功能，主要用于治疗维生素 A 缺乏性眼病，如干眼症、角膜软化症等。

②参与视紫红质的合成，能够增强视网膜的感光能力，适用于夜盲症、视网膜病变、眼铁质沉着症等。

5．用法用量

①成人口服：预防用量，男性每天 5 000 微克（1 500RE），女性每天 4 000 微克（1 200RE），孕妇每天 4 000 微克（1 200RE），哺乳期女性每天 6 000 微克（1 800RE）；治疗用量，1 万～2.5 万微克（3 000～7 000RE），服用 1～2 周；眼干燥症，2.5 万～5 万微克（7 500～15 000RE），服用 1～2 周。

②肌内注射维生素A用于治疗伴有眼干燥症及消化道吸收不良的缺乏症时，剂量为 2.5 万～5 万微克（7 500～15 000RE），直至症状和体征好转。在出现恶心、呕吐、吸收不良综合征，或者眼部损害较严重或手术前后时，对于大于 1 岁者，剂量为 0.5 万～1 万微克（1 500～3 000RE），共 10 天；维生素 A 严重缺乏时，剂量为 1.75 万～3.5 万微克（5 250～10 500RE），共 10 天；大于 8 岁者，剂量与成人相同。

6．制剂

胶丸剂：5 000 微克，2.5 万微克；注射剂：0.5 毫升：25 000 微克，1 毫升：25 000 微克。

（三）维生素 A、D

1．药理

维生素 A 和维生素 D 是人体生长发育的必需物质，尤其对胎儿和婴幼儿的发育、上皮组织的完整性、视力、生殖器官、血钙和磷的恒定，以及骨骼和牙齿的生长发育等方面具有重要作用。

2. 药动学

维生素 A 参与构成视感光色素，并参与视紫红质的再生，还参与糖蛋白的合成，促进蛋白质的生物合成和骨细胞的分化。维生素 D 在体内维持血钙和磷的恒定。维生素 A 吸收后，大部分储存在肝脏，少量通过大便排出；维生素 D 大部分在肝脏代谢，并通过大便排出，少量通过尿液排出。

3. 适应症

预防和治疗因维生素 A、D 缺乏引起的佝偻病、夜盲症、干眼症、小儿手足抽搐症、结膜干燥、皱褶、结膜干燥斑，以及角膜混浊、软化或穿孔等症状。

4. 眼科临床应用

预防和治疗因维生素 A、D 缺乏引起的眼部疾病，如夜盲症、干眼症、结膜干燥、皱褶、结膜干燥斑、角膜混浊、软化或穿孔等，以及青少年近视。

5. 用法用量

口服：将软囊的滴嘴开口后，将内容物滴入婴儿口中（开口方法：建议将滴嘴在开水中浸泡 30 秒，以使胶皮软化）。有吞咽能力的儿童、孕妇及哺乳期妇女可直接吞服，一次 1 粒，每天 1 次。

6. 制剂

复方软胶囊制剂：每粒含维生素 A1 500 单位，维生素 D3 500 单位。溶液剂：每 1 克含维生素 A5 万单位、维生素 D3 5000 单位。

（四）维生素 B_6

1. 药理

维生素 B_6 是在体内与 ATP 经酶作用生成具有生理活性的磷酸吡哆醛和磷酸吡哆胺的统称。它是某些氨基酸转移酶、脱羧酶及消旋酶的辅酶，参与许多代谢过程。例如，脑中的抑制性递质 γ-氨基丁酸是由谷氨酸脱羧产生的，色氨酸转化为烟酸也需要维生素 B_6 的参与。此外，磷酸吡哆醛可参与亚油酸转化为花生四烯酸的过程。动物缺乏维生素 B_6 时，可能导致动脉粥样硬化病变。

2．药动学

主要在空肠吸收。维生素 B$_6$ 不与血浆蛋白结合，而磷酸吡哆醛则完全与血浆蛋白结合。半衰期长达 15～20 天。经过肝脏代谢，并通过肾脏排泄。也可以通过血液透析排出体外。

3．适应证

①防止因大量或长期服用异烟肼、肼屈嗪等药物引起的周围神经炎、失眠、不安；减轻因抗癌药物和放射治疗引起的恶心、呕吐或妊娠呕吐等症状。

②治疗婴儿惊厥或给孕妇服用以预防婴儿惊厥。

③白细胞减少症。

④局部涂搽治疗痤疮、酒糟鼻、脂溢性湿疹等。

4．眼科临床应用

用于睑缘炎、视网膜炎、视神经炎等眼病。

5．用法用量

（1）片剂口服

①成人。A. 维生素 B 依赖综合征：开始每天 30～600 毫克，维持量每天 50 毫克，终生服用。B. 维生素 B 缺乏症：每天 10～20 毫克，共 3 周，以后每天 2～3 毫克，持续数周。

②儿童。A. 维生素 B$_6$ 依赖综合征：婴儿维持量为每天 2～10 毫克，需终生应用。1 岁以上儿童用量同成人。B. 维生素 B$_6$ 缺乏症：每天 2.5～10 毫克，持续 3 周，然后每天 2～5 毫克，持续数周。

（2）注射剂

皮下、肌肉或静脉注射，每次 50～100 毫克，每天 1 次。用于环丝氨酸中毒的解毒时，每天 300 毫克或以上。用于异烟肼中毒解毒时，每克异烟肼给予 1 克维生素 B$_6$ 静脉注射。

6．制剂

片剂：10 毫克。注射剂：1 毫升：25 毫克；1 毫升：50 毫克；2 毫升：100

毫克。

（五）叶黄素片

1．药理

叶黄素是一种性能优异的抗氧化剂。在食品中加入一定量的叶黄素可以预防细胞和机体器官的衰老，同时还可以预防由老年性眼球视网膜黄斑退化引起的视力下降和失明。

2．药动学

主要在胃十二指肠吸收，口服吸收良好。肝内代谢，经肾排泄。

3．适应症

治疗和预防近视及黄斑病变；防治白内障，降低白内障的发生率；防治癌症（如乳腺癌、前列腺癌、直肠癌、皮肤癌等）；具有抗氧化作用，增强机体免疫力；防治早期动脉硬化。

4．眼科临床应用

①保护视力，治疗和预防近视及黄斑病变：叶黄素对视网膜中的黄斑具有重要的保护作用，缺乏时容易引起黄斑退化和视力模糊，进而出现视力下降、近视等症状。

②防治白内障，降低其发生率：白内障是全球导致失明的主要眼疾。最新研究结果表明，通过增加叶黄素的摄入量可以降低白内障的发生率。

5．用法用量

成人每次1粒，每天2次，建议随餐食用。

6．制剂

片剂或胶囊剂：6毫克。

（六）维生素B_1

1．药理

维生素B_1在维持心脏、神经和消化系统的正常功能中起着重要作用。维生素B_1与ATP结合形成焦磷酸硫胺素，这是碳水化合物代谢过程中所必需的辅酶。维生素 B_1 能够抑制胆碱酯酶的活性，当缺乏时，胆碱酯酶活性增强，乙酰胆碱的水解加速，导致神经冲动传导障碍，从而影响胃肠和心肌的功能。

2. 药动学

肌内注射吸收迅速且完全；口服则在十二指肠吸收，但不完全。吸收后分布于各组织。半衰期为 0.35 小时。在肝脏内代谢，经肾脏排泄。正常人每天吸收维生素 B_1 约为 5～15 毫克。增加口服剂量时，并不会增加吸收量。

3. 适应证

各种疾病的辅助治疗（如全身感染、高热、糖尿病、多发性神经炎、小儿麻痹后遗症、小儿遗尿、心肌炎、消化不良、甲状腺功能亢进以及妊娠期等）。用于预防和治疗脚气病。

4. 眼科临床应用

用于治疗睑缘炎、结膜炎、角膜炎、视神经炎、视网膜炎等疾病，也可作为眼外肌麻痹的辅助治疗。

5. 用法用量

成人每天的最低必需量为 1 毫克，孕妇及儿童由于因发育原因需要更多。在治疗脚气病及消化不良时，可根据病情进行调整。

①成人每次 10～20 毫克，每天 3 次，口服；或每次 50～100 毫克，每天 1 次，肌内注射。②儿童每次 5～10 毫克，每天 3 次，口服；或每次 10～20 毫克，每天 1 次，肌内注射。③不宜静脉注射。

6. 制剂

片剂：5 毫克，10 毫克。

注射剂：1 毫升：10 毫克；1 毫升：25 毫克；2 毫升：50 毫克；2 毫升：100 毫克。

（七）维生素 E

1. 药理

本品在体内可以增强细胞的抗氧化作用；参与多种酶的活动，促进血红素的合成；维持和促进生殖功能；维持骨骼肌、心肌和平滑肌的正常结构与功能，减少组织中氧的消耗，提高氧的利用率；维持毛细血管的正常通透性，增加血流量，并能修复血管壁损伤后的瘢痕，抑制血小板聚集，防止血栓形成。

2．药动学

50%～80%在肠道（十二指肠）吸收。吸收需要胆盐、饮食中的脂肪以及正常的胰腺功能。与血中 β–脂蛋白结合后，贮存于全身组织，尤其是在脂肪组织中，贮存量可高达4年的需求量。物质在肝内代谢后，经胆汁和肾脏排泄。

3．适应证

①进行性肌营养不良的辅助治疗。

②未进食强化奶或有严重脂肪吸收不良的母亲所生的新生儿、早产儿、低出生体重儿。

③维生素E需要量增加的情况，如甲状腺功能亢进、吸收功能不良综合征、肝胆系统疾病等。

4．眼科临床应用

用于防治青少年近视、早期年龄相关性白内障，也用于糖尿病性视网膜病变、视神经萎缩、病毒性角膜炎、眼肌麻痹、各种脉络膜视网膜病变、晶状体后纤维增生、视网膜色素变性、黄斑变性、角膜变性及恶性眼球突出等。

5．用法用量

口服或肌内注射：每次10～100毫克，每天1～3次。

6．制剂

片剂：5毫克，10毫克、

胶丸剂：5毫克，10毫克，50毫克，100毫克，200毫克。

注射剂：5毫克：1毫升，50毫克：1毫升。

（八）维生素 B_{12}

1．药理

维生素 B_{12} 是细胞合成核苷酸的重要辅酶，参与体内甲基转换和叶酸代谢，促进 5- 甲基四氢叶酸转变为四氢叶酸。缺乏时，会导致叶酸缺乏，从而引起 DNA 合成障碍，影响红细胞的发育和成熟。维生素 B_{12} 缺乏与叶酸缺乏所致的贫血在血细胞形态学上的异常基本相似，两者的治疗可以互相纠正血象的异常。此外，维生素 B_{12} 还可促进甲基丙二酸转变为琥珀酸，参与三羧酸循环。此作用与神经髓鞘脂类的合成及有髓神经纤维功能的完整性有关，维生素 B_{12} 缺乏症的神经损害可能与此有关。

2．药动学

正常人每天所需的维生素 B_{12} 约为 1 微克，主要由食物提供，肠道微生物也能合成少量。食物中的维生素 B_{12} 必须与胃黏膜壁细胞分泌的"内因子"结合，形成复合物后，才不易被肠液消化，并在回肠远端被吸收入血。恶性贫血患者由于胃黏膜萎缩和内因子缺乏，导致维生素 B_{12} 吸收障碍。

3．适应证

用于治疗恶性贫血，也可与叶酸合用治疗各种巨幼细胞性贫血，以及抗叶酸药引起的贫血和脂肪泻、全胃切除或胃大部切除后引发的贫血。此外，还用于治疗神经系统疾病（如神经炎、神经萎缩等）、肝脏疾病（肝炎、肝硬化）等。

4．眼科临床应用

①适用于假性近视、视疲劳、结膜充血、眼痒等不适症状。

②眼部带状疱疹引起的神经痛和眼肌痉挛的辅助治疗。

用于治疗视神经的各种病变，以及髓鞘或视网膜神经节细胞及其轴突损害所致的视神经萎缩；也用于青光眼、中毒性弱视和近视性黄斑变性等症状。

5．用法用量

（1）结膜下注射：每天 0.05 ～ 0.1 毫克，或每次 0.5 ～ 1 毫克，每周 1 次。

（2）球后注射：0. 05 ～ 0.1 毫克，每 2 周 1 次；或每次 0.5 ～ 1 毫克，每周 1 次。

（3）肌内注射：成人，每天 0.025 ～ 0.1 毫克，或隔天 0.05 ～ 0.2 毫克。用于神经系统疾病时，可酌情增加用量。

6．制剂

片剂：0.25 毫克，0.5 毫克。

注射剂：1毫升：0.05毫克，1毫升：0.1毫克，1毫升：0.25毫克，1毫升：0.5毫克；1毫升：1毫克。

（九）ATP

1．药理

这种辅酶有助于改善机体的代谢，参与脂肪、蛋白质、糖、核酸及核苷酸的体内代谢。适用于因细胞损伤导致细胞酶活性下降而引发的疾病。

2．药动学

与戊糖在体内酶的作用下可以合成核酸；与磷脂胆胺在转胞苷酸酶的作用下能合成脑磷脂和单磷酸胞苷。在体内主要通过肝脏代谢，少量通过肾脏代谢排出。

3．适用证

用于心力衰竭、心肌炎、心肌梗死、脑动脉硬化、冠状动脉硬化、心绞痛、阵发性心动过速、急性脊髓灰质炎、进行性肌萎缩性疾病、肝炎、肾炎、视疲劳、眼肌麻痹、视网膜出血、视神经炎、视神经萎缩等症状。

4．眼科临床应用

用于治疗假性近视、眼疲劳、眼肌麻痹、麻痹性上睑下垂、视网膜出血、中心性浆液性脉络膜视网膜病变、视神经炎、视神经萎缩，以及缓解调节性近视的过度调节。

5．用法用量

成人：口服每次20～40毫克，每天1～3次。肌内或静脉注射，每次20毫克，每天1～3次。

6．制剂

片剂：20毫克。注射剂：20毫克：2毫升。

（十）烟酸

1．药理

烟酸在体内转化为烟酰胺，再与核糖、腺嘌呤等组成烟酰胺腺嘌呤二核苷酸（辅酶Ⅰ）和烟酰胺腺嘌呤二核苷酸磷酸（辅酶Ⅱ），为脂质、氨基酸、蛋白质、嘌呤代谢，组织呼吸的氧化作用和糖原分解所必需。烟酸可减少辅酶A的利用；通过抑制极低密度脂蛋白（VLDL）的合成而影响血液中胆固醇的运输，大剂量可降低血清胆固醇及甘油三酯浓度。烟酸具有扩张周围血管的作用。

2．药动学

本品吸收后以烟酸的形式经门静脉进入肝脏，过量的烟酸大部分通过甲基化从尿中排出。

3．适应证

用于预防和治疗烟酸缺乏症，如糙皮病、皮炎、舌炎等。用于预防和缓解青少年近视的发生和发展。

4．眼科临床应用

用于预防和缓解青少年近视的发生和发展。

5．用法用量

口服，成人，一次1～2片，一天3次。

6．制剂

片剂：10毫克。

（十一）妥拉苏林

1．药理

为α受体阻滞剂。对外周血管有直接扩张作用，对α受体的阻断作用与酚妥拉明相似，但较弱。拟胆碱作用较强，能兴奋胃肠道平滑肌，促进胃液和肠液的分泌。其组胺样作用也较酚妥拉明更强。

2．适应证

用于治疗新生儿持续性肺动脉高压，还可用于治疗血管痉挛性疾病，如肢端动脉痉挛和闭塞性血栓性静脉炎。局部浸润注射可用于处理去甲肾上腺素静脉滴注时的药液外漏。眼局部给药可用于角膜化学性烧伤、视神经萎缩和视网膜中央动脉阻塞等情况。

3. 眼科临床应用

眼局部给药用于治疗角膜化学性烧伤、视神经萎缩、视网膜中央动脉阻塞以及预防和治疗青少年假性近视等。

4. 用法用量

口服：每次 25 毫克，一天 3 ～ 4 次。肌内注射或皮下注射，1 次 25 毫克。

5. 制剂

片剂：25 毫克。针剂：25 毫克：1 毫升。

（十二）β- 胡萝卜素

1. 药理

本品是维生素 A 的前体，对日光照射原卟啉所产生的过氧化基有消除作用。在人体内，β- 胡萝卜素通过氧化酶的作用，释放出两分子维生素 A，从而发挥维生素 A 的作用。

2. 药动学

口服后，饮食中的脂肪作为载体，在小肠中胆汁的作用下被吸收。大部分以原形贮存在各种组织中，特别是脂肪中。小部分在肝脏通过氧化酶的作用转化为维生素 A，主要经肠道代谢后随粪便排出。

3. 适应证

用于治疗红细胞生成性原卟啉症、皮肤卟啉病、维生素 A 缺乏症、夜盲症、眼干燥症、结膜干燥、角膜混浊软化或穿孔等。

4. 眼科临床应用

用于治疗夜盲症、眼干燥症，结膜干燥、皱褶、结膜干燥斑，以及角膜混浊、软化或穿孔等症状。也适用于长期使用电脑的人群和视力功能下降者，对青少年近视的发生和发展有预防和延缓作用。

5. 用法用量

口服，一次 60 毫克，一天 3 次。剂量范围为一天 30 ～ 200 毫克，饭后服用。一个疗程约为 8 周。儿童每一天 30 ～ 150 毫克，分 2 ～ 3 次服用。

6. 制剂

软胶囊剂：15 毫克。胶囊剂：6 毫克。

（十三）普罗碘铵

1. 性状

本品为白色或类白色粉末；无臭；在空气中暴露后逐渐变黄。极易溶于水，几乎不溶于乙醇或氯仿。

2. 药理

本品为有机碘化物，是一种促进病理性混浊物吸收的辅助治疗药物。能够促进组织内炎症渗出物及其他病理沉着物的吸收，并帮助慢性炎症的消散。

3. 药代动力学

注射后吸收缓慢，大部分存在于脂肪组织和神经组织中，在体内逐渐分解为游离碘，分布于全身。

4. 眼内通透性

肌内注射与结膜下注射普罗碘铵可以通过血—房水屏障与血—视网膜屏障到达房水与玻璃体内。

5. 适应证

用于治疗晚期肉芽肿或非肉芽肿性虹膜睫状体炎、视网膜脉络膜炎，眼底出血、玻璃体混浊、半陈旧性角膜白斑、斑翳，亦可作为视神经炎的辅助治疗。

6. 眼科临床应用

用于治疗晚期肉芽肿性或非肉芽肿性虹膜睫状体炎、视网膜脉络膜炎、眼底出血、玻璃体混浊、半陈旧性角膜白斑、角膜斑翳，也可作为视神经炎的辅助治疗。同时，对高度近视（超高度近视）和病理性近视引起的眼底出血、玻璃体混浊等眼病的治疗也有效。

7. 用法用量

①结膜下注射每次 0.1～0.2 克，每 2～3 天 1 次，5～7 次为一个疗程。

②肌内注射每次 0.4 克，每天或隔天 1 次，10 次为一个疗程，每个疗程间隔 7～14 天，一般使用 2～3 个疗程。

8. 不良反应

长期使用可能会出现轻度碘中毒症状，如恶心、瘙痒、皮肤红疹等。如出现这些症状，应暂停使用或减少用量。

9. 禁忌证

①对碘过敏者禁用。甲状腺肿大及有甲状腺功能亢进家族史者慎用。

②严重肝肾功能减退者、活动性肺结核、消化道溃疡隐性出血者禁用。

10. 注意事项

①因本品能刺激组织水肿，一般不用于病变早期。

②不得与甘汞制剂合并使用，以防生成碘化汞毒性物。

11. 制剂

注射剂：1毫升：0.2克；2毫升：0.4克

二、外用眼药

（一）硫酸阿托品滴眼液

1. 成分

硫酸阿托品。

2. 性状

本品为无色澄明的液体。

3. 适应证

散瞳、调节麻痹。用于治疗假性近视、虹膜睫状体炎、角膜炎、巩膜炎、白内障手术前后及儿童扩瞳验光等。

4. 用法用量

滴于结膜囊内，一次1滴，一天3次，或遵医嘱。

5. 注意事项

①滴眼后须立即压迫泪囊部2～3分钟，以防进入鼻咽部而吸收中毒。

②青光眼、前列腺肥大或心血管系统有明显器质性病变患者禁用。滴眼后须立即压迫泪囊部2～3分钟，以防药物进入鼻咽部并被吸收，导致中毒。

③40岁以上患者不宜使用。

6．制剂

滴眼液：1%（10 毫升：10 毫克；5 毫升：5 毫克）

（二）后马托品滴眼液

1．成分

本品主要成分为氢溴酸后马托品。

2．性状

本品为无色澄明的液体。

3．适应证

散瞳作用。适用于 12 岁以上、40 岁以下患者的散瞳验光及眼底检查，对于病情较轻的虹膜睫状体炎，可利用本品作用时间短的特点，使瞳孔处于不断活动状态，避免虹膜后粘连的发生。对于对阿托品过敏者，可使用本品。

4．用法用量

①散瞳验光。验光前一天的下午，双眼用药，每小时 1 次，连续使用 5 次，或者每天 2 次，连续使用 2 ～ 3 天。如果是 2% ～ 3% 的溶液，可以在验光当天用药，每 5 ～ 10 分钟 1 次，连续使用 5 ～ 6 次。停药后 20 分钟开始验光。药物作用时间为 3 ～ 4 天，最多持续 1 周，1 周后患者的远近视力便可以恢复正常。

②治疗虹膜睫状体炎：使用 1% ～ 5% 溶液点眼，每天 1 ～ 3 次。将药物涂于眼结膜囊内，每天 2 ～ 3 次，或根据需要使用。

5．注意事项

青光眼及可疑青光眼患者禁用；前列腺肥大者禁用；点眼后应立即压迫泪囊部位 2 ～ 3 分钟，以防止药液进入鼻咽部导致吸收中毒。本品具有升高眼压的作用，散瞳期间应定期测量眼压。散瞳时请勿驾驶或从事其他危险作业；散瞳时对光敏感，请注意保护眼睛。

6．制剂

滴眼剂：5 毫升：10 毫克。

（三）毛果芸香碱滴眼液

1．成分

本品主要成分是毛果芸香碱。

2．性状

本品为无色澄明液体。

3．适应证

用于治疗急性闭角型青光眼、慢性闭角型青光眼、开角型青光眼、继发性青光眼、夜间性近视等。本品可与其他缩瞳剂、β受体阻滞剂、碳酸酐酶抑制剂、拟交感神经药物或高渗脱水剂联合使用，以治疗青光眼。在检眼镜检查后，可使用本品滴眼以缩瞳，从而抵消睫状肌麻痹剂或扩瞳药的作用。可能引起暂时性近视。

4．用法用量

①慢性青光眼，0.5%～4%滴眼液一次1滴，一天1～4次。

②急性闭角型青光眼急性发作期，一次1滴，每5～10分钟滴眼1次，3～6次后，每1～3小时滴1次，直至眼压下降（注意：对侧眼每6～8小时滴眼1次，以防止对侧眼闭角型青光眼的发作）。

③夜间性近视眼0.5%滴眼液一次1滴，暗室环境使用。

5．注意事项

①支气管哮喘、急性结膜炎、角膜炎或其他不应缩瞳的眼病应慎用。

②定期进行眼科检查，如果出现视力模糊或近视、远视变化，应引起重视。需详细检查视力、视野、眼压、前房角等，根据病情变化调整治疗方案。

③为了避免全身吸收过多，点药后应用手指压迫泪囊部1～2分钟。一般情况下应避免儿童或频繁地滴眼。

④如出现意外的过量吸收，应进行催吐或洗胃处理。如果出现毛果芸香碱的毒性反应，如流涎、出汗、恶心、呕吐、腹泻等症状，应给予阿托品类抗胆碱药物进行治疗。

6．制剂

滴眼剂：5毫升。

（四）复方尿维氨滴眼液

1．成分

本品为复方制剂，主要成分为硫酸软骨素钠、尿囊素、维生素E、维生素B、氨化乙基硫酸。

2．性状

本品为无色的透明液体。

3．药理

硫酸软骨素钠是生物体内结缔组织基质中的特有成分之一，其作用机制可能与抑制磷酸二酯酶活性、增加环磷腺苷含量、活化脂解酶及促进脂质代谢有关，从而加速眼肌坏死的修复，促进末梢循环，保护前房并增强细胞的保护功能。尿囊素通过增加皮肤角质细胞黏合质的吸湿能力，同时直接作用于角质蛋白分子，增强其结合水的能力，从而吸收更多的水分，促进细胞增生，修复上皮组织，促进肉芽组织生长，加速创伤愈合。维生素B参与某些氨基酸与脂肪的代谢，降低血清中的胆固醇，刺激白细胞的生成，用于视网膜病变、视神经炎和白细胞减少症的治疗。维生素E参与自由基的清除，具有抗氧化作用，对肌肉代谢和生殖功能有良好影响，并可扩张末梢血管，改善局部血液循环，促进病变组织的恢复。氨化乙基硫酸作用于递质；具有抗菌等药理作用。

4．眼内通透性

近几年的研究结果表明，硫酸软骨素作为蛋白聚糖的组成成分，广泛存在于细胞膜、基底膜和细胞外基质中。它通过与生长因子、细胞因子、趋化因子等多种生物分子的相互作用，参与轴突生长、创伤愈合以及生长因子信号调节等生理过程。

5．适用证

主要用于缓解视疲劳、老花眼、眼痛等症状；消炎杀菌，预防和治疗结膜炎、角膜炎等眼部炎症；预防和治疗戴隐形眼镜引起的并发症；防治紫外线或其他光线影响导致的电光性眼炎、眼睑炎；还可用于改善眼部调节功能下降和屈光不正的辅助治疗。

6. 用法用量

滴入眼结膜囊内，一天 4 ～ 6 次，一次 1 ～ 2 滴。

7. 制剂

珍视明复方尿维氨滴眼液 10 毫升，珍视清复方尿维氨滴眼液 15 毫升。

（五）表皮生长因子滴眼液

1. 成分

本品的主要成分为表皮生长因子。它是从尿中提取或通过 DNA 重组技术产生的前体蛋白，由 53 个氨基酸组成，分子量为 6 000 道尔顿。

2. 性状

本品为无色澄清液体。

3. 药理

本品对成纤维细胞、血管平滑肌细胞、消化道黏膜细胞、上皮细胞及内皮细胞等均有促进增殖的作用。在眼部，它可以有效刺激体外培养的动物和人类的角膜上皮细胞、基质成纤维细胞和内皮细胞的增生与迁移。当表皮生长因子被加入角膜伤口部位时，它专一地结合表皮生长因子受体，使位于角巩缘处的干细胞表皮生长因子受体的数量减少，促进干细胞在分裂后向细胞分化的过渡，最终形成新的角膜上皮细胞，从而代替受损的角膜上皮，促进角膜损伤的修复。此外，它还可能通过稳定泪膜和维持上皮细胞的完整性，使干眼的症状得到改善。

4. 眼内通透性

本品滴入兔眼后，眼内组织吸收和分布迅速，主要通过角膜进入巩膜、前房、虹膜及眼内其他组织。其在滴眼后的吸收和代谢速度较快，主要通过尿液排泄。

5. 适用证

①用于角膜烧伤、角膜损伤、角膜溃疡。

②促进角膜屈光手术、角膜移植术以及翼状胬肉术后的瘢痕修复。

③用于圆锥角膜、角膜营养不良、角膜白斑、大泡性角膜病变。

6．用法用量

滴眼，每次1滴，每天4次。

7．不良反应

未见有明显不良反应报道。

8．注意事项

和其他生长因子类滴眼液一样，使用时应注意针对不同适应症进行对症治疗。滴眼液开启后应在1周内使用完。

（六）重组牛碱性成纤维细胞生长因子滴眼液（凝胶）

1．成分

本品的主要成分是重组牛碱性成纤维细胞生长因子。该成分由含有高效表达牛碱性成纤维细胞生长因子基因的大肠埃希菌经过发酵、分离和高度纯化后制成。

2．性状

滴眼液为无色透明液体，眼用凝胶为无色透明胶体。

3．药理

本品来源于中胚层和外胚层的组织，具有促进修复和再生的作用。动物试验结果表明，本品对家兔碱烧伤后角膜上皮的再生，以及角膜基质层和内皮层的修复均有促进作用，且未见增加角膜新生血管的生成。

4．适用证

用于多种原因引起的角膜上皮缺损和点状角膜病变、复发性浅层点状角膜病变、轻中度眼干燥症、大疱性角膜炎、角膜擦伤、轻中度化学烧伤、地图状（或营养性）单纯疱疹性角膜溃疡等。

5．用法用量

滴眼液：每天4～6次，每次1～2滴，或遵医嘱；眼用凝胶：涂于眼部伤患处，每天早晚各1次，或遵医嘱。

6．不良反应

尚未见明显不良反应报道。

7．注意事项

本品为蛋白质类药物，应避免置于高温或冷冻环境。对于感染性或急性炎症期角膜病患者，须同时使用抗生素和抗炎药。对于某些角膜病，应根据病因进行治疗。

第二节　物理疗法

一、磁疗

人类长期生活在宇宙磁场中，自然会形成适应磁场的结构。人体内通常存在微弱的电磁流动，身体内外可以通过调整最终达到阴阳平衡的目的。磁疗是基于经络学说，使用磁场代替针灸，作用于患者体表穴位或病变局部，从而达到治疗或促进健康的方法。

用磁治疗疾病在我国有悠久的历史。早在公元前 200 年，就有关于用磁治病的记载，公元 2 世纪的《神农本草经》中也提到磁石的治疗作用。传统中医认为，磁石具有"潜阳纳气，镇静安神"的功效，是重镇安神药，可用于治疗因肝肾阴虚引起的肝阳上亢、头晕眼花、视力和听力减退等症。《本草汇言》云："论磁石补肾平肝之功……如古方之治耳聋，明目昏，安惊痫……亦莫非肝肾虚火之为胜耳，此药色黑味咸，体重而降，有润下以制阳光之意。"

人体的穴位具有电磁特性，经络是实现生物放大效应的主要渠道。当人体生物电荷失去平衡时，可能导致某些疾病的发生。磁场作用于眼部经络的特定部位，对眼部组织代谢起调节作用。磁疗和针疗有许多相同和相似之处，常表现出良好的双向调节作用。我们通过磁场直接作用于眼部及头部，影响脑神经或眼组织细胞的内环境，调节其新陈代谢，从而促进功能恢复。随着科学技术的进步，磁疗法将不断发展。现将各种磁疗法简单介绍如下：

（一）磁疗法的类别

1．静磁法

静磁法是一种利用恒定磁场进行治疗的方法。所谓恒定磁场，是指磁场的方向与强度不随时间变化，始终保持不变。这种磁疗方法简单方便，通常将磁感应强度＜0.1T（即小于1 000高斯）的低剂量磁片或磁条经过消毒后，用胶布或医用贴膏直接贴敷于皮肤或穴位处。如果对胶布过敏，也可以将磁片包裹在小布袋内，并将小布袋固定在病变部位或穴位上。小布袋的布料应尽量薄，否则会降低磁场的强度。耳廓贴磁法也属于静磁法，治疗时将磁珠用小块胶布贴敷在耳穴上，耳穴的选取与耳针疗法相同。耳磁法是一种无损伤的治疗方法，不刺破皮肤，对患者没有任何痛苦。

静磁法可分为单磁片法和双磁片法，其中双磁片法应用较为广泛。在应用双磁片法时，要注意两块磁片的极性配置。每块磁片有两个磁极，即南极（S）和北极（N），根据贴敷范围可以选择不同的极性配置方式，即双磁片并置法或对置法。静磁法是通过磁场持续作用于人体，每个疗程通常为10～15天，有时疗程可以适当延长至15～30天。

2．动磁法

动磁法即利用动磁场进行治疗的方法。动磁场的磁场强度随时间发生变化，或者是磁场强度与磁场方向随时间发生变化，主要是低频交变磁场与脉冲磁场，统称为电磁场。动磁法的操作方法非常简单，操作时将电磁治疗机的磁头置于患眼，每次治疗15～30分钟，每天治疗1次，10～15次为一个疗程。在动磁法中，还有一种旋磁法，它是通过小电动机带动装在旋磁机上的磁片旋转，使磁片的静磁场变为动磁场。治疗时将磁头置于患处或穴位上，每天治疗1次，每次治疗20～30分钟，10～15次为一个疗程。

（二）磁疗的应用

临床上应用于近视眼的磁疗法主要以有磁片贴敷穴位法和磁疗眼镜法为主。

磁片贴敷穴位法作用于眼部，以达到治疗近视的目的。关于贴敷的穴位，在耳部可选择眼、肝、肾区等穴位，先探测其压痛部位，再贴上磁片。也可以在眼部局部选取穴位，如太阳、承泣、攒竹等穴位，分成两组，每 5～6 天更换一次，连续使用 2～4 次。每天进行磁疗 1 次，每次约 15 分钟，安全且无副作用。

磁疗镜是以普通光学眼镜为载体，在镜片中均匀排列四颗磁钢，北极均向内侧，使磁力线呈放射状并与镜脚尾部的磁钢构成磁场回路。磁疗镜作用于眼球睫状肌的磁强度为 2.9 吨 ±0.5 吨，热磁效应为 30～33 摄氏度。每次佩戴 20 分钟，10 次为一个疗程，共 3 个疗程。佩戴此镜不仅能提高裸眼视力，还能控制近视度数的发展。该方法安全有效，无副作用，使用简便，不影响学习和工作，在生活中同时进行治疗。然而，临床随访发现部分视力进步者的视力会再次下降，只有少部分能维持治疗后的水平。

磁疗法疗效显著，适应症广泛，患者无痛苦且不良反应小，适合用于多种疾病的治疗。随着现代医学技术的进步，现代磁场疗法不仅继承和发扬了传统中医学的优势，还创新性地结合了现代医学、现代物理学及其他学科，得到了更为快速的发展。

二、电疗

电疗是指利用不同类型的电流和电磁场来治疗疾病的方法。它是物理治疗中最常用的方法之一。主要包括直流电疗法、直流电药物离子导入疗法、低频脉冲电疗法、中频脉冲电疗法、高频电疗法和静电疗法。其中，应用于眼科的主要有直流电疗法、直流电药物离子导入疗法和低频脉冲电疗法。现对这些疗法做简要介绍如下：

（一）直流电疗法

直流电治疗近视，其电流方向恒定，强度不随时间变化，可以改变体内离子分布，调整机体功能，作用于眼部的调节装置，使眼睛的屈光状态趋于正视。

当直流电作用于眼部时，体液中的电解质会发生电解作用，产生正离子和负离子。正离子和负离子会分别向与其极性相反的电极移动。同时，胶体液中的荷电胶粒（分散质）向一极移动，这一过程称为电泳；水分子向另一极移动称为电渗。在直流电正极作用下，组织内部将发生以下变化：由于 Ca^{2+}、Mg^{2+} 等二价离子向负极移动的速度比 K^+、Na^+ 等一价离子慢，因此前者在正极附近的相对浓度较大。Ca^{2+}、Mg^{2+} 等二价离子具有降低组织兴奋性的作用，对正极下的机体具有镇静效果。Cl 在正极附近浓度较大，与 H^+ 化合生成 HCl，使该处组织液呈酸性。人体细胞膜的构成蛋白质带负电，在正极作用下负电荷消失，细胞之间的排斥力减弱，距离减小而变得密集。同时，因电渗作用使局部组织含水量下降，故细胞膜的通透性降低。在直流电负极的作用下组织内部将发生以下变化：K^+、Na^+ 等一价离子浓度相对较大，增强该处机体组织的兴奋状态。Na^+ 移至负极下与 OH 化合成 NaOH，使组织液呈碱性。细胞膜蛋白质电荷增强，排斥力提高，细胞膜距离增大而分散，同时因组织内含水量增加，故细胞膜的通透性提高。药物通过眼睑皮肤和角膜进入眼内，从而达到治疗眼病的目的。角膜是无血管的组织，药物离子进入后，不易立即被血液循环带走，因此可以产生较长期的作用。同时，房水和玻璃体是良导体，眼球电阻抗很低，仅约 100 欧姆，适合电流导入。

直流电的电流强度一般为 0.05～0.5 毫安。先用生理盐水湿润的棉片包裹号阴极和阳极。在进行常规表面麻醉电疗眼操作时，医生或护士将阴极接触于距离角膜缘外 2～3 毫米的球结膜上或眼睑皮肤外。阳则极握在患者手中，或放置在下颚皮肤上。观察电疗机上电流表的指针是否指向所需的刻度。通电 3 分钟后，闭目休息 3～5 分钟。

但是通过临床验证，尽管患者视力有所提高，但屈光度没有明显改变。这可能是由于微弱电流对大脑皮层视区细胞产生了兴奋作用，从而提高了视网膜的敏感性。

（二）直流电药物离子导入

眼部药物直流电离子导入是一种治疗方法，利用稳定的低电压（不超过100 伏）和小电流（不超过 1 毫安）的直流电，使带电的药物离子不经过血液循环直接透入眼内。此方法结合了直流电和药物的治疗作用，在临床上应用广泛。

在药物溶液中，一部分药物会离解成离子。在直流电的作用下，阴离子和阳离子会定向移动。如果阴极衬垫中含有带负电荷的药物离子，或者阳极衬垫中含有带正电荷的药物离子，利用电学中同性相斥、异性相吸的原理，在通电后，无机化合物或有机化合物的药物离子以及带电胶体微粒药物离子会向相反方向移动，穿过眼睑皮肤和角膜进入眼内。

利用直流电的作用，将通电电流设为 0.05 毫安左右，时间为 15 ～ 20 分钟，每天导入 1 ～ 2 次，30 天为 1 个疗程。具体方法如下：首先将含有药液的衬垫置于眼睑皮肤，另一极置于枕骨粗隆下，从而将药物导入眼内。先将药液浸湿长宽约为 4 厘米 ×5 厘米的已折叠成两层的纱布，然后置于轻闭的眼睑上。接着，将电极板的正极直流电导入电极衬垫放置在药物纱布上，用绷带固定以防滑动；负极下的衬垫用生理盐水浸湿，紧贴患眼对侧的合谷穴上或置于枕部，用绷带固定后开启电源。若两眼同时进行电离子导入，电流可适当增加，通电强度需根据患者的耐受程度进行调整。

中药离子导入治疗青少年近视、弱视及视疲劳，通过离子导入使药物有效成分充分渗透到各穴位，在眼内组织达到较高的有效浓度，并维持较长的时间。治疗结果优于其他传统给药途径。同时，离子导入还可使眼部毛细血管扩张，改善局部血液循环，缓解或消除睫状肌痉挛，从而验证了"中医目得血而能视"的理论。

药物导入量取决于电量大小、药物浓度、电极面积和通电时间。通电时间过长，局部组织内离子会堆积并产生极化现象，导致导入量明显减少。因此，临床上一般通电 20 ～ 30 分钟。导入的药物不仅可以对局部组织起作用，还能通过体液循环将药物送到远隔器官发挥治疗作用。

（三）低频脉冲电疗法

在医学领域，频率在 1 000 赫兹以下的脉冲电流通常被称为低频电流。利用低频脉冲电流的特殊作用来实现治疗和保健的目的，在医学领域的应用已有

100 多年的历史。眼部的低频脉冲电疗法使用的是稳定的低频率、低电压（在 100 伏特以下）、小电流的低频电疗设备，通过感应电流经由皮肤向眼内扩散的方法。

这种电流在人体内可引起离子和荷电微粒的快速移动，因此对感觉神经和运动神经具有显著的刺激作用。低频脉冲电流因波形不同，可分为方波、梯形波、指数曲线形波、三角波和正弦波等。根据临床治疗需要，可调整脉冲周期、脉冲宽度以及升降波的时间。有时会以更低频率的脉冲波去调制上述低频脉冲，这种波称为低频调制波。临床上，低频脉冲电疗法用于治疗近视，主要通过外部脉冲刺激表皮组织内的细胞，使异常的细胞产生动作电位，从而实现神经感应和肌肉收缩等具体的感觉效应，最终达到刺激眼部神经和肌肉，引起肌肉收缩的效果。适度的肌肉收缩能够促进动脉供血、静脉和淋巴的回流，改善局部营养供应和新陈代谢，使细胞恢复到平衡状态并维持静息电位，从而达到康复近视眼的目的。在医疗范围内，外部的刺激只有在满足一定强度和时间范围内，才能使神经细胞产生动作电位，并且不会造成伤害。

其治疗方法为：将点状电极固定于眼睑部，打开开关，调节频率至 50～80 次/秒，持续时间为 5～10 分钟。每天 1 次，可连续进行 10～15 天为一个疗程。该方法无副作用，但需严格控制电压和电流，治疗强度应从较弱开始，逐渐增加。作为一种重要的物理治疗手段，低频脉冲电疗法在近视治疗领域已得到广泛应用。实践证明，低频脉冲电疗法具有良好的疗效。随着科技进步和生活水平的提高，低频治疗仪在理疗中的应用将更加普及。

电疗的应用广泛，被认为是一种有效且安全的降低近视度数的方法。然而，目前的临床观察结果显示，电疗在矫正近视度数方面的效果变化较小，且存在一些不确定因素。如何更有效地控制屈光度数及影响视觉功能，将成为未来研究和发展的方向。

三、超声波

超声波是指频率在 1 000 赫兹以上，无法引起正常人听觉反应的机械振动波。将超声波作用于人体以达到治疗目的的方法称为超声波疗法。

用小剂量超声波作用于眼部发挥作用，一是机械作用，二是温热作用。

机械作用是超声波的一种基本的原发的作用。超声波在介质中传播时，介质质点会交替压缩与伸张，形成交变声压。这不仅使介质质点受到交变压力并获得巨大加速度，导致剧烈运动和相互摩擦，还能使组织细胞产生容积和运动的变化，引发较强的细胞质运动，从而促进细胞内部物质的移动，改变其中空间的相对位置，表现出超声波对组织内物质和微小细胞结构的一种"微细按摩"作用。这种作用能够引起细胞功能的改变，导致生物体出现许多反应。它可以改善血液和淋巴循环，增强细胞膜的扩散过程，从而促进新陈代谢，提高组织再生能力。

与此同时，超声波作用于机体时可产生热效应，有些人甚至称之为"超声透热疗法"。超声波在机体内热效应的形成，主要是由于组织吸收声能的结果。超声波产热具有以下特点：各组织对声能的吸收量各不相同，因此产热效果也不同；超声波的热作用是不均匀加热的；超声波产生的热量中，有 79% ～ 82% 由血液循环带走，18% ～ 21% 通过邻近组织的热传导散发。

超声波是一种高频率的振动波，脉冲式超声波在治疗过程中间歇地发射，作用于人体。这种高频率振动波产生的微弱按摩作用对眼部肌肉的放松起着重要作用，同时可以刺激半透膜的扩散过程，增强其通透性，有利于病变部位的更新。眼睛的组织吸收了超声波后，转化为热能，导致温度上升，使局部血管扩张，血流量增加，血管通透性增强，从而改善局部营养供给，促进病态组织的修复，缓解睫状肌的紧张度，增强对物象的分辨率，从而达到提高视力、矫正近视的目的。然而，当超声波作用于缺乏血液循环的组织时，如角膜、晶状体、玻璃体等部位，应特别注意避免过热，以免造成损害。由于眼球的解剖结构特殊，对超声波非常敏感，再加上眼睛富含液体成分，血液循环较差等组织学特点，使超声波的热效应不易消散，容易引起白内障等损伤。但小剂量的超声波可以促进吸收，改善循环，对眼科疾病，尤其是近视，有较好的疗效。

超声波治疗仪利用纵振超声对眼球的晶状体和睫状肌进行按摩，能够改善供血，达到放松睫状肌、解除痉挛、消除眼疲劳等目的。具体方法如下：通常采用接触移动法和接触固定法。患者取仰卧位，在眼睑部涂抹凡士林膏作为传导介质。将超声波治疗仪的导子端面放在患者轻轻闭合的眼睑上，并保持导子端面与视轴垂直。取声波治疗仪的声头可以接触眼睑并慢慢移动，或固定在某一位置。打开开关，将频率控制在 800～2 400 千赫之间，强度为 0.5～1 瓦 / 平方厘米，辐射面积为 0.75 平方厘米。治疗持续 5～10 分钟，每天 1 次，连续进行 10～15 次为一个疗程。每月可以进行两个疗程。

四、穴位按摩

眼睛是人类的光明之源，双目有神是健康美的重要体现。按摩眼部可以养血安神、醒脑明目、滋阴润阳、疏风解表、镇静止晕、通络止痛，并使双目有神。经常按摩眼部，能够促进眼部血液循环，增强眼部肌肉的弹性，改善视神经的营养，可以预防视力下降、近视、远视及过早老花等。同时，对近视、远视、视神经萎缩、早期白内障、头痛、面神经麻痹、小儿惊风、外感发热、前额痛、目赤、视物不清等也有较好的治疗作用。穴位按摩不需要任何设备，简便易行，并且对治疗某些常见病有较好的疗效，深受广大患者欢迎。目前，还有许多方法流传于民间，有待进一步发展和整理。

（一）按摩手法

常用的有推、拿、捺、按、摩、揉、搓、捻、抹、点、叩 11 种。

1. 推法

将手握成空心拳状，用拇指端的螺纹面或偏峰着力于特定的部位或穴位上，通过腕部的摆动和拇指关节的屈伸活动，使产生的力持续作用于经络、穴位上。一般速度为每分钟 120～160 次。

2. 拿法

用拇指和其余四指对称用力，提拿特定的部位和穴位，进行一紧一松的拿捏。技法是将手握成圆锥体形状，腕关节内收，用第 3～5 指掌关节的背面附着在特定的部位，使腕关节进行屈伸外转的连续活动，速度一般为每分钟 120 ～ 160 次。

3. 捻法

用手掌的鱼际或小鱼际部分着力于特定部位上进行直线来回摩擦，通常速度为每分钟 100 ～ 120 次。

4. 按法

用拇指或掌根等部位按压特定部位或穴位，逐渐用力深压并捻动。可以握拳并伸直拇指，用指端或螺纹面进行按压，也可以双掌重叠按压。

5. 摩法

用手掌面或第 2 ～ 4 指指面附着于一定的部位上，以腕关节连动前臂作环形的有节律的按摩。

6. 揉法

用手掌鱼际或掌根部，在一定的部位或穴位上做轻缓、柔和的回旋揉动。

7. 搓法

用双手的掌面夹住一定部位，相对用力做快速搓揉，并同时作上下往返移动。

8. 捻法

用拇指或食指的指腹捏住特定部位，并同时做上下往返移动。9.抹法用单手或双手拇指螺纹面紧贴皮肤，作上下或左右往返移动。

9. 抹法

用单手或双手的拇指指腹紧贴皮肤，做上下或左右往返移动。

10. 点法

用拇指、中指指端或食指、中指的近侧关节或指关节进行压点。

11. 叩法

分为中指指端叩、拇指、食指和中指三指叩、五指叩三种方式。叩击时要求手腕放松，动作如同鸡啄米一般。五指叩因其手形如同梅花，也称为梅花叩。

（二）操作方法

（1）患者取坐位，术者先按揉两侧风池、翳明各半分钟，均以酸胀得气为度。接着，从风池开始沿颈椎两侧用拿法自上而下往复操作 7～8 次，然后用一指禅推法或按摩法往复操作 3 分钟。随后，换着取仰卧位，术者用一指禅推法从睛明到攒竹沿眼眶进行环形治疗，症状较重者可在眉上缘和眶上缘同时配合按揉太阳穴。每天进行 1 次，10 次为一个疗程。

（2）取天应穴按摩 300 圈，四白穴按摩 120 圈，睛明、瞳子髎各按摩 60 圈，攒竹、鱼腰、丝竹空各按摩 20 圈。按摩方法为端坐闭目，主穴用两个大拇指指腹同时按摩，其他穴位用两个食指指端按揉，以酸胀而不痛为宜，每天 1～2 次，1 个月为 1 个疗程。

（3）用双手食指的第二节指节偏峰循环按摩印堂、攒竹、太阳各若干次，每次 1～2 分钟。闭眼后，用双手食指的第二节指节偏峰循环按摩睛明、阳白、瞳子髎、四白各若干次，每次 1～2 分钟。闭上眼睛，用双手掌从额部经过太阳穴到颊部，再从下往上沿鼻两侧至额部轻轻揉擦，以感到发热为度。

（4）点揉攒竹、鱼腰、承泣、四白、睛明穴，各 1 分钟。分推额部；重点沿眼眶部分推至太阳穴处，揉捻 1～2 分钟。闭眼后，轻轻地用食指和中指抚摩眼球，持续 1～2 分钟。按揉合谷穴和风池穴，各 1 分钟。用拇指和食指相对揉捏耳垂，直到发热后，持续揉捻 1 分钟。结束手法。

（5）对于患儿，应采取坐位或仰卧位。医者可使用一指禅推法或鱼际揉法，从中堂开始，先沿一侧眼周反复操作 3 分钟，然后再换另一侧以同样的方式进行。用指按揉攒竹、睛明、鱼腰、承泣、四白、瞳子髎等眼周穴位各 1 分钟，然后用抹法抹眼眶 10～15 次，拿捏合谷穴 10 至 15 次。用一指禅推法或按揉风池穴 1 分钟。患儿俯卧，医者用指按揉肝俞、肾俞穴各 1 分钟。

（6）指压攒竹、睛明、太阳等穴位，直至患者感到胀痛、流泪等症状后，从上眼睑向下按摩眼球数十次。对于屈光度在 -6.00D 以上的患者，应该减少按摩眼球的次数，以防止发生视网膜脱离。在眼球按摩完毕后，用双手推压颈部

1～2区域，以关节发出"咔嗒"声，或眼球有微热及胀感为限；然后轻揉颈部两侧的肌肉。按摩结束后，嘱咐患者远眺10分钟。每天进行1次，8天为1个疗程。

（三）注意事项

按摩穴位的选择分为局部取穴和循经取穴两种。局部取穴常选用眼周围的穴位，如攒竹、丝竹空、瞳子髎、四白、太阳、睛明等；循经取穴则根据病变部位，选择相应经脉或表里经脉上的穴位，与局部取穴相互配合。按摩方式一般分为徒手按摩和药物按摩两种。徒手按摩法是用拇指或食指按压所选的穴位，逐渐加大压力，直至局部有酸胀感为宜，每穴按摩20～30次即可。药物按摩法是将所选穴位定于头顶的百会穴及其附近，根据病情选择药物熬成膏，涂于头顶部，然后按摩20～30遍，使药物气味渗透入穴位。在点眼药后，按摩鱼尾穴，以助血脉宣通，使药物散布，易于吸收，增强祛邪力量。穴位按摩在明目功中运用较为普遍，如武当明目功，即以穴位按摩为基础。目前，中小学校已广泛推广根据按摩法编成的眼保健操，用以预防和治疗青少年假性近视及视疲劳。

五、调节训练

在近视的发生机制中，调节作用比较容易被人们理解与接受，因此预防与治疗近视，从改善调节着手设计的方法最多，应用时间也最长。根据调节紧张学说，近视早期的调节功能改变主要是由于睫状肌在长时间使用后发生疲劳，表现为需要收缩时不能发挥全部力量，即肌力减退；同时在需要松弛时又不能完全放松，即使在远视时仍有调节张力存在，处于紧张状态。过去有人称之为调节痉挛，使人联想到是由于不断使用调节，因而导致睫状肌肌力过强。然而，实际上根据测定，近视的调节力并不是增强而是减弱。因此，调节张力并不是由于睫状肌肌力过强，而是由于肌肉力量不足，易容疲劳所致。此方法旨在通过睫状肌的反复放松与收缩，提高睫状肌的肌力，使受训者在近距离视物时不易发生调节疲劳，从而对假性近视产生防治作用。

　　早期近视是由于过度的近距离工作，导致睫状肌疲劳，因而视近时力量不足（即调节力轻度降低），而在视远需要放松时却无法完全松弛（即存在调节紧张和发生假性近视）。这种状态被称为调节紧张。

　　根据这一理论，在应用调节功能训练防治近视时，有两个主要目标：一是消除调节紧张，使在视远时睫状肌能够充分放松，以解除假性近视，例如通过远眺法、雾视法、双眼闭合法等方法；二是训练睫状肌，增强其肌力，使其能够承受视近工作而不易疲劳，例如通过交替远近视力训练，或交替使用正负球镜片训练睫状肌肌力等。尽管近视的功能训练疗法形式多样，但大多基于上述认识，采用不同的方法和途径增加睫状肌的肌力，扩大调节储备，使眼睛发生与近视方向相反的适应性改变，以期提高近视的视力或降低其屈光度。以下介绍的方法供参考使用，可视情况单独使用或联合使用。

（一）远眺法

　　远眺法是一种简单的调节放松方法。该方法操作简便，可在任何时间、任何场所进行。具体方法为裸眼或戴低度近视眼镜，交替注视远近目标（如窗外景色或室内远处目标）。时间和次数不限，可根据需要自行掌握。也可以采用凝视近视眼远点的方法，或使用望远镜及视轴测定器（haploscope）进行远眺训练。此外，还有一些通过器械设备进行远眺的新设计，如电视视听限制法或结合同视机训练，长期坚持，均可能达到调节放松、改善视力、消除眼睛疲劳的效果。让近视者注视远方，放松睫状肌，从理论上讲，有助于减轻调节压力，降低屈光度或防止其进一步发展。刘必芳设计的方法"按摩远眺锻炼法"，用于治疗视力低于常人的小学生，经过1个月和3个月的治疗，均取得了不错的疗效。

（二）双眼合像法

　　本方法由徐广第创立，是基于两眼的调节与集合之间存在密切的联合运动关系。在眼睛的近处设置双眼合视标，通过光学装置将双眼视轴引向无穷远处。由于双眼视轴的散开，调节功能随之自主放松，从而起到防治近视的作用。其设计依据生理复视原理，将透光视标板水平放置在两眼正前方，通过透光视板观察远处的小目标。在视野中可以出现合像图形，其特点是左眼看到的图形 a（+）与右眼看到的图形 b（‖）正好相交，形成一个中央留有正方形空洞的"+"字交叉。线条相对模糊，且略有增大。

图的形成是由于远处目标的吸引，使两眼的视线被引向无限远处，使两眼处于看远状态。反之，如果在不透光的纸片上画出图上的合像视标，通过训练使其产生复视，也可以形成同样的合像。虽然该视标被近处的不透光板所遮盖，但两眼仍处于看远状态，视线是分开的。根据调节与集合的联动关系，集合散开了，调节也随之放松。

真正用于合像训练的视标板需要根据每个人在看远处时的两眼视线距离进行设计。合像视标应画在不透明的卡片上，两块视标卡重叠放置在双眼正前方。睁开双眼，使视线通过视标卡的上边缘看向远处目标，此时视野中会出现合像图形。通过调整视标卡的远近，使其图形恰好相交，中央形成一个模糊的空白方块。根据测得的视标距离，将视标画在硬纸片上即可开始合像训练。在制作合像视标卡时，需特别注意两视标之间的距离要准确，一定要使用看远处物体时的两眼视线距离。将卡片置于双眼正前方，通过卡片上边缘水平看向远处物体。当看到合像图形后，慢慢上举视标卡，使远处目标被遮住，此时合像图形中的"+"仍能保持不动，但不久后会分开。然后将卡片下移，当看到远处目标时，合像图形又会出现。如此反复练习约 20 分钟：即使视线被遮住，合像视标中的"+"仍能保持不动。

训练要求：合像图形中央的"+"交叉处有一个模糊的方形空洞；线条要模糊不清，以表示双眼的调节已放松；"+"要保持稳定不动。

本方法的治疗目的与远雾视法相同，都是为了在远视时放松调节。然而，远雾视法是直接作用于调节，而本方法则是通过放松集合来带动调节。

（三）视力训练法

由于人眼视力的特点，长期以来人们尝试通过视力训练法来矫正近视。这种方法企图通过反复注视远处视标等方式，提高近视者的裸眼远视力。各国均有人采用此类方法防治近视，方法各异。

最简单的方法是让近视者注视远方的视标。与远眺法的不同之处在于，需要近视者努力凝视，希望通过这种方式使模糊的视标变得清晰，从而辨认缺口方向，提高远视力。进一步的训练是限制注视的时间，以训练快速辨认能力；或者限制注视范围，要求只注意中心部分等。更复杂的训练还可以结合冥想、暗示等心理学方法，或是扭腰、转体等肢体动作。这种方法利用光学上的物象变化来训练视力，认为至少可以在心理上对近视者产生一定的改善。近视者可以依靠自己的主观意识来调节睫状肌，只要睫状肌功能改善，就有可能使视力恢复正常，就像运动员通过体育运动来锻炼身体一样。

每天阅读 Snellen 近视力表（E 视力表）上的最小视标（距离固定），可以缓解近视状态；Giddings 介绍的成年人近视"视力增强法"使用滑动的、按对数递变的不同大小的 14 个 Landolt 环作为注视目标，以刺激视力。每次规定时间及训练量，适用于小于 4.00D 近视者，视力会有所增加。仲上一之助推荐的"恢复视力训练法"由远方凝视法、晶状体操法及正凸透镜训练法三部分组成。具体操作为：将专门设计的训练用 A 型视力表（Landolt 环形视力表）挂于墙上，表的中心高度与眼睛的高度一致。室内光线应均匀柔和。戴上正透镜，坐在视标"C"刚好看不清的位置上，双手握拳置于膝上，背直、头正、胸挺、咬牙、闭口，排除杂念，思想集中，凝视"C"环 25 秒，勿眯眼，勿眨眼，努力寻找"C"的缺口。若在 15 秒内能看清缺口，则坐位向后退约 10 厘米，若在 25 秒内不能辨认缺口，则向前移动约 5 厘米。举起左手于眼前 30 厘米稍高处，注视掌心 5 秒后，凝视第两个"C"25 秒，再注视手掌 5 秒，直至看完第八个"C"，如此反复 2～3 次；日本生产的一种名为"EYEX 眼镜型视力恢复器"的视力训练装置，可以在看电视的同时进行视力训练。镜片由不透明的塑料片替代普通眼镜的镜片，塑料片上有 26 个小孔。通过这些小孔看远处时，周围的光线被遮挡，使视线仅能集中于一个点。每天佩戴 0.5 小时或 1 小时，持续 1 个月。

此外，还有一种"视力锻炼操"：在看书 45 分钟后，抬头仰视几分钟，然后注视 1～2 米远的静物 15 秒。注视时力求看清楚，然后再看 30 厘米处的近物 15 秒，再次注视远处 15 秒。反复练习这种方法也有助于视力恢复。

视力训练法需要专注注视，从而有效缓解睫状肌的异常紧张，不断扩大远近调节范围，有助于视力恢复。

如前所述，目前各种训练方法的设计，除了普遍兼具提高视觉中枢兴奋性和降低视觉阈值，以求短期提高视力外，基本上大多通过放松调节机制实现。而放松调节的训练方法种类繁多，其作用途径可以是外源性或内源性的，有些方法非常简单，而有些则相当复杂。由于这些方法符合视觉生理的要求，且确实具有放松调节的作用，因此患者乐于采用，并积极在临床上推广。

参 考 文 献

［1］李莉 . 儿童近视防控指南 ［M］. 北京：中国妇女出版社，2024.

［2］童莹娟，王林 . 青少年近视防控体医融合治理研究 ［M］. 长春：吉林大学
出版社，2024.

［3］姚璐，刘勇，齐林嵩 . 视网膜周边离焦与近视防控的研究进展 ［J］. 国际眼
科杂志，2024（4）：580-584.

［4］唐辛 . 青少年近视防控必备知识 ［J］. 人人健康，2024（5）43.

［5］叶海力，杜素芬，张婷 . 通过眼轴测量监控角膜塑形镜在青少年近视防控
中的作用 ［J］. 中国实用医药，2024（6）：70-73.

［6］徐梓航，胡媛媛，温莹 . 预测模型在儿童青少年近视防控中的应用进展［J］.
国际眼科杂志，2024（5）：727-730.

［7］晏鑫，亢泽峰，孙宏睿 . 基于"精筋失衡"论探讨近视防控 ［J］. 中华中医
药杂志，2024（4）：1773-1776.

［8］董慧，赵天祺，赵海霞 . 眼健康科普——近视防控，从小做起 ［J］. 疾病监
测与控制，2024（1）：82-84.

［9］孙晋 . 近视防控——让视界更清晰 ［J］. 家庭医学，2024（3）：4.

［10］陈玉明，陶芳标，伍晓艳 . 不同健康教育方式对儿童青少年近视防控作用
的研究进展 ［J］. 中国健康教育，2024（2）：140-143，148.

［11］梁志国 . 不同设计原理的近视防控镜片交替使用的应用效果探讨 ［J］. 中
国眼镜科技杂志，2024（3）：105-106.

［12］陈章玲，长歌 . 近视认知误区及防控策略 ［J］. 科学生活，2024（2）：2-3.

［13］邓涛，刘芳 . 离焦框架镜片防控青少年近视的临床效果［J］. 中国现代医生，
2024（8）：42-44，73.

［14］岳鹏程，孔玲，张彤，等 . 近视眼防控相关框架眼镜研究进展 ［J］. 中华

眼科杂志，2024（4）：384-391.

[15] 谷浩.近视与调节功能的相关性研究现状［J］.国际眼科杂志，2024（3）：415-419.

[16] 李禹佳.青少年近视的防控［J］.青春期健康，2023（17）：59.

[17] 陈思童.近视防控新进展［J］.中国眼镜科技杂志，2023（10）：103-104.

[18] 张晓培，黄建峰，李童燕，等.人工智能技术在近视防控领域的研究进展［J］.国际眼科杂志，2023（11）：1907-1910.

[19] 张玉霞.青少年近视防控和视力健康管理研究［J］.科学咨询，2023（9）：28-30.

[20] 王广勇，王海英，吕天斌.儿童青少年近视防控与干预［M］.北京/西安：世界图书出版公司，2022.

[21] 祝丽玲.儿童青少年近视综合防控读本［M］.哈尔滨：黑龙江科学技术出版社，2022.

[22] 吕帆，瞿佳.学习网课时如何科学用眼防控近视［M］.2版.北京：人民卫生出版社，2022.

[23] 王立书，秦英瑞，王广勇.近视防控100问［M］.郑州：郑州大学出版社，2021.

[24] 郭振.儿童青少年近视防控科普常识［M］.沈阳：辽宁科学技术出版社，2021.

[25] 李新宇.近视的防控与治疗［M］.武汉：湖北科学技术出版社，2020.

[26] 毕宏生，孙伟，孙志毅.青少年近视防控知识读本［M］.济南：山东科学技术出版社，2020.

[27] 梅颖，唐志萍.儿童近视防控［M］.北京：人民卫生出版社，2020.

[28] 徐亮，徐捷，李建军.近视防控的误区及疑惑[M].北京：人民卫生出版社，2020.

[29] 周行涛，周晓东，赵婧.儿童和青少年眼健康筛查与近视防控[M].上海：上海科学技术文献出版社，2020.

［30］易虹．青少年近视防控手册［M］．成都：西南交通大学出版社，2019.

［31］许迅．综合防控儿童青少年近视［M］．沈阳：辽宁少年儿童出版社，
2019.